5 Minuten
für
schöne
Beine

ISBN 3-901794-46-8

© Verlag des Österreichischen Kneippbundes Ges.m.b.H., Kunigundenweg 10, A-8700 Leoben.
Autorin: Prof. Hannelore Pilss-Samek, 2344 Maria Enzersdorf bei Wien, Ottensteinstraße 124.
Fotos: Arch. Siegfried Pilss.
Layout, Fotosatz, technische Bearbeitung: Verlag des Österreichischen Kneippbundes Ges.m.b.H.
Druck: Berger, Horn.

1. Auflage   Leoben, März 1999

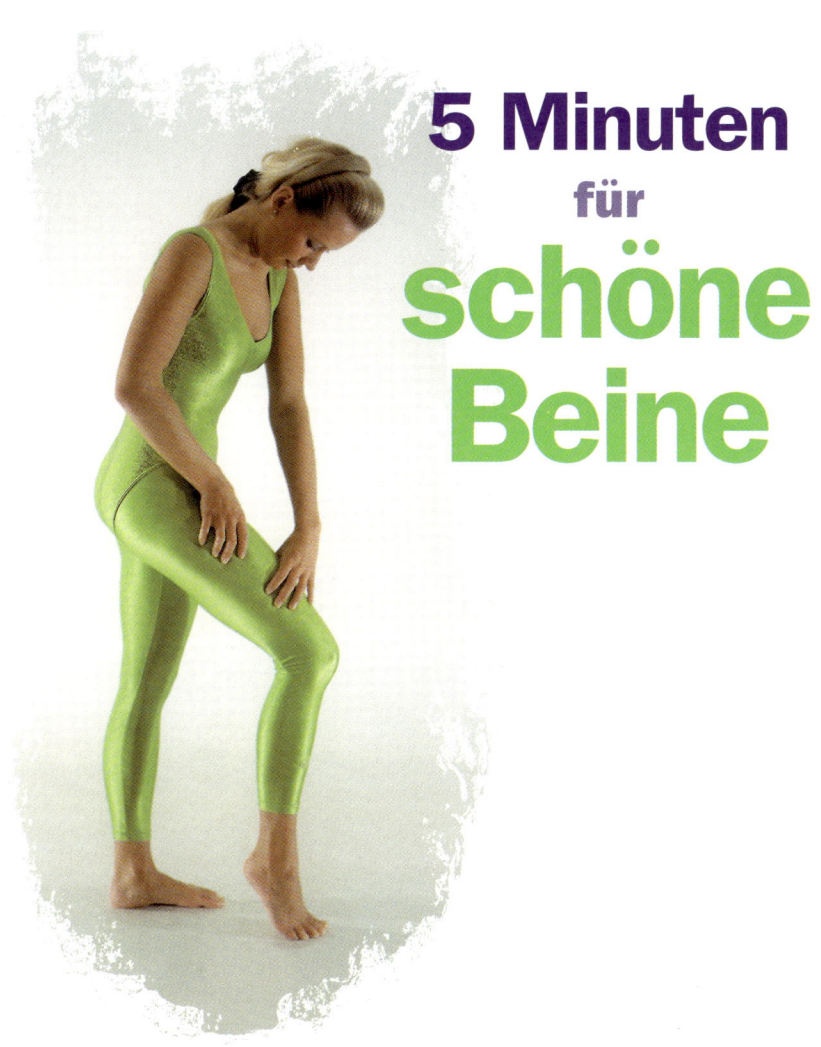

5 Minuten
für
schöne
Beine

KNEIPP-VERLAG Leoben · Stuttgart

Inhalt

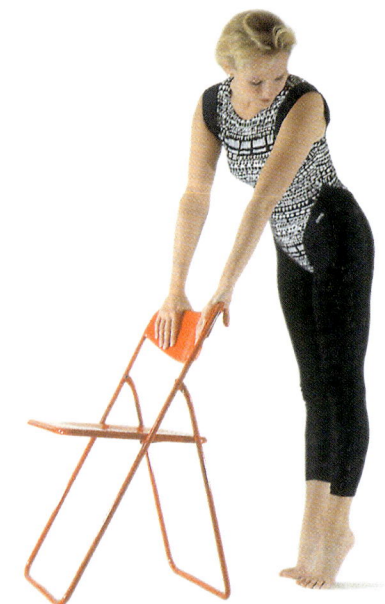

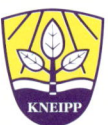
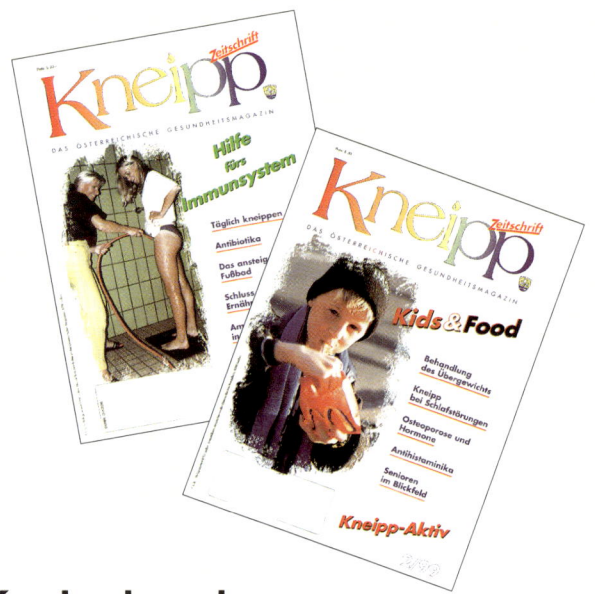

Aufmunterung zum Mitmachen

Wir laden Sie ein zu einem schwungvollen Start – Ihren Beinen zuliebe!

Eines steht fest: Es ist keineswegs zu früh und auf keinen Fall zu spät mit vernünftiger, gezielt wirksamer Gymnastik zu beginnen. Doch kommt es wie immer auf die Wahl der Übungen an. Schon seit langem hatte man sich vorgenommen, mehr für die Gesundheit und Schönheit der Beine zu tun, doch ist die Spanne zwischen gutem Vorsatz und Verwirklichung anscheinend für viele unüberwindbar. Daher werden Sie die folgenden Anregungen und Informationen begeistern und überzeugen.

Es ist bekannt, dass sowohl die Beinlänge als auch die Form zum Großteil ererbt ist, doch sollte man sich damit nicht zufrieden geben. Gewiss, an der Länge der Beine lässt sich nicht viel korrigieren, sehr wohl aber an der Art des Ganges. Der optische Eindruck, schwungvoll und sicher die Beine zu beherrschen, kann sogar über kurz geratene Beine hinwegtäuschen. Vermeiden Sie aber allzu hohe Stöckelschuhe, Sie tun damit Ihren Beinen nichts Gutes. Auf die negativen Folgen wird im entsprechenden Kapitel eingegangen.

Sehr wohl jedoch liegt es in Ihrer Hand und in Ihrer Konsequenz, nicht nur die Form, sondern auch die Gesundheit der Beine zu fördern. Genügen tatsächlich nur 5 Minuten für schöne Beine? Schon aus der Inhaltsangabe und der Vielzahl von Kapiteln ist ersichtlich, dass die Probleme recht vielschichtig sind. Was tun bei schlaffen Oberschenkeln oder wenn die Füße streiken? Ist Cellulite zu verhindern? Wie kann man einem Stau in den Venen vorbeugen und, wenn bereits vorhanden, wie vertreiben? Wie verhält man sich tagsüber Bein-freundlich? Welche Sportarten sind den Beinen zuliebe zu bevorzugen? Was bewirken sie? Fragen über Fragen!

Jedes Kapitel wird Sie ansprechen, denn tun heute die Kniegelenke weh, so können Sie schon morgen die einfachen Massagegriffe nutzen. Auch während langer Autofahrten oder Flugreisen kann man Sinnvolles tun, um am Ziel frisch und munter unterwegs sein zu können.

Mit Absicht werden Sie nur einfache, leicht nachvollziehbare Übungen in diesem »Bilderbuch« finden, so dass auch bisher Ungeübte gern mitmachen und die nötige Ausdauer aufbringen. Eines steht jedoch fest: Eine Übung nur 2- oder 3-mal auszuführen, kann nicht zum gewünschten Ziel führen. In den Übungstexten wird sowohl auf die Wiederholung als auch auf die Intensität jedes Bewegungsablaufs hingewiesen. Bevor Sie mit viel Elan starten:

Wichtiges über den Sinn dieser Gymnastik

- Die Durchblutung in den Beinen wird angeregt.
- Man bekommt feste Muskeln.
- Gelenke und Bänder werden elastisch und belastbar.
- Eine Überforderung der Beine wird gemildert.
- Schöne Beine durch Straffung der Muskeln.
- Gegen Cellulite wird angekämpft.
- Die Gymnastik fördert die Körperbeherrschung und damit die Bewegungssicherheit.
- Die »Gehwerkzeuge« werden öfter eingesetzt.
- Vorbeugung gegen Sportverletzungen.

Wichtige Ratschläge

- Den Übungsablauf bewusst und mit Ausdauer durchführen.
- Die Informationen in den Übungstexten beachten, z. B. worauf es speziell ankommt, die Anzahl der Wiederholungen.
- Auch bei leichtem Muskelkater am folgenden Tag wieder üben, dann wird man ihn sofort wieder los.
- Keine schweren Sportschuhe anziehen, die die Füße nur belasten und die Aktivität der Fußmuskulatur behindern.
- Möglichst barfuß, z. B. auf dem Teppichboden, üben.
- Für ausreichend Bewegungsfreiheit sorgen, also keine einengenden Kleidungsstücke, wie z. B. knapp sitzende Mieder, tragen, um die Durchblutung in den Beinen nicht zu hemmen. Daher auch keine Kniestrümpfe anziehen.
- Bevor man beginnt, die Toilette aufsuchen, um dann ungehindert und ohne Unterbrechung bei der Sache sein zu können.
- Kurz zuvor weder essen noch viel trinken, um die Bewegungsfreude nicht zu hemmen.
- Auch auf die Atmungstipps in den Übungstexten achten, denn man bewegt sich leichter, wenn die Koordination von Atmung und Übungsablauf stimmt.

Zwar ist dieses Gymnastik-Buch speziell Ihren Beinen gewidmet, doch wird durch diese Übungen auch die Körperhaltung verbessert und die Pomuskeln werden gestrafft, so dass man rundherum elastisch und körperbewusst wird – lauter Vorzüge, die stets willkommen sind!

So wünschen Autorin und Kneipp-Verlag nicht nur viel Erfolg, sondern auch Freude beim Training – den Beinen zuliebe!

Auf den Abbildungen finden Sie eng anliegende Anzüge und auch einfache Klappstühle, um den Übungsablauf deutlich erkennbar zu machen, auch bei den Anregungen während langer Flüge. Wählen Sie nach Gutdünken Ihre Kleidung und Ihre Sitzgelegenheit!

Angriffspunkt Oberschenkel

Sorgenkind Nummer eins sind zumeist schlaffe und umfangreiche Oberschenkel. Wie schon erwähnt, kann es sich um ein unerwünschtes Erbteil handeln: »Meine Großmutter hatte auch zu dicke Schenkel!« Das ist zwar eine Begründung, aber kein unlösbares Problem, denn man kann ja dank gezielt wirksamer Übungen viel zur Korrektur beitragen.

Früher, als Sport und Bademode nicht so von Bedeutung waren, konnte man sich vielleicht mit zu rundlichen Oberschenkeln abfinden, heute aber fühlt man sich damit einfach nicht wohl und ist ständig besorgt, nur kaschierende Kleider zu tragen. Starten Sie also einen Generalangriff auf diese Muskeln!

Dazu einige Tipps:

- Stundenlanges Sitzen vermeiden, immer wieder Bewegung in die Beine bringen.

- Keine einengenden Miederhöschen tragen, die optisch die Figur korrigieren, aber die Zirkulation in den Beinen einschränken und dadurch den Fettansatz fördern.

- Täglich außer Gymnastik besonders an dieser Stelle tief greifend massieren. Einfache Knetgriffe rund um den Oberschenkel wirken Wunder.

Beachten Sie das Kapitel »Durchblutung anregen«!

- Im Wasser nicht nur schwimmen, sondern am Bassinrand rücklings hängend mit den Beinen strampeln, Rad fahren.

- Sportarten bevorzugen, die besonders die Oberschenkel trainieren, z. B. Walking und Schilanglaufen.

»Klassisches« Kniebeugen in die tiefe Hocke ist eher von Nachteil! Erstens belastet es besonders die Kniegelenke und die Kniescheibensehne und zweitens ist es kraftraubend, so dass man zu wenig oft wiederholt und der Erfolg zu wünschen übrig lässt. Nutzen Sie daher die folgenden zielführenden Übungen!

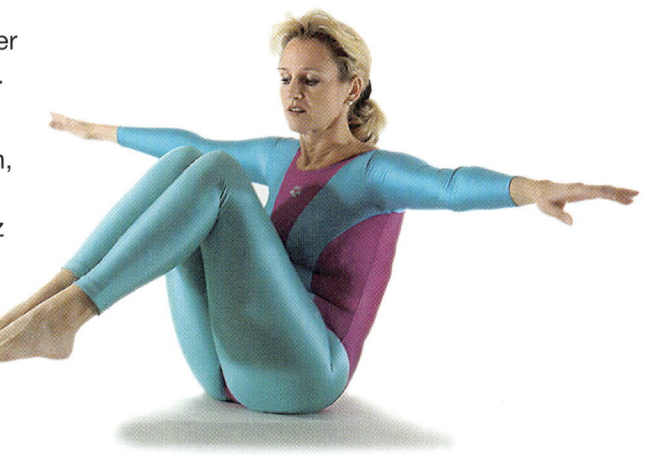

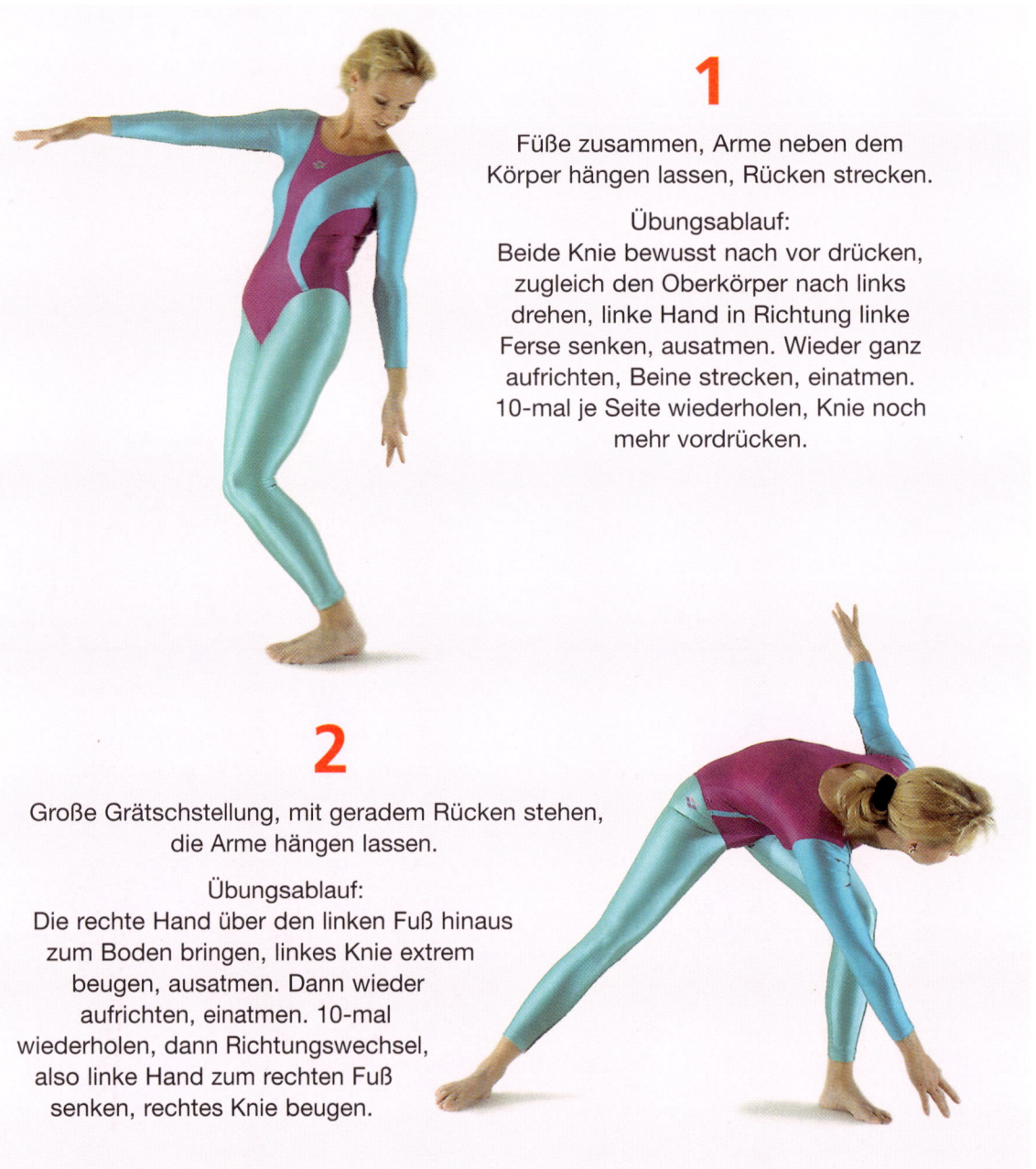

1

Füße zusammen, Arme neben dem Körper hängen lassen, Rücken strecken.

Übungsablauf:
Beide Knie bewusst nach vor drücken, zugleich den Oberkörper nach links drehen, linke Hand in Richtung linke Ferse senken, ausatmen. Wieder ganz aufrichten, Beine strecken, einatmen. 10-mal je Seite wiederholen, Knie noch mehr vordrücken.

2

Große Grätschstellung, mit geradem Rücken stehen, die Arme hängen lassen.

Übungsablauf:
Die rechte Hand über den linken Fuß hinaus zum Boden bringen, linkes Knie extrem beugen, ausatmen. Dann wieder aufrichten, einatmen. 10-mal wiederholen, dann Richtungswechsel, also linke Hand zum rechten Fuß senken, rechtes Knie beugen.

3

Auf einer weichen Unterlage knien, Arme seitlich hängen lassen, Rücken bewusst strecken.

Übungsablauf:
Oberkörper nach links drehen und langsam nach hinten neigen, linke Hand Richtung linken Fuß senken, den rechten Arm als Gegengewicht vorstrecken.
Drei Sekunden verharren, dann langsam wieder hochkommen, Arm senken.
Je Seite 10-mal üben.

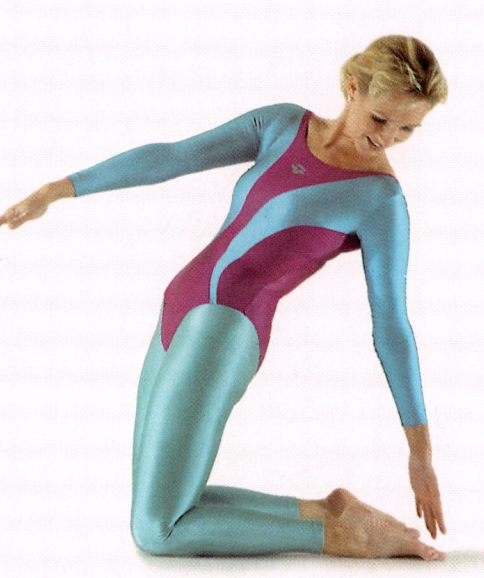

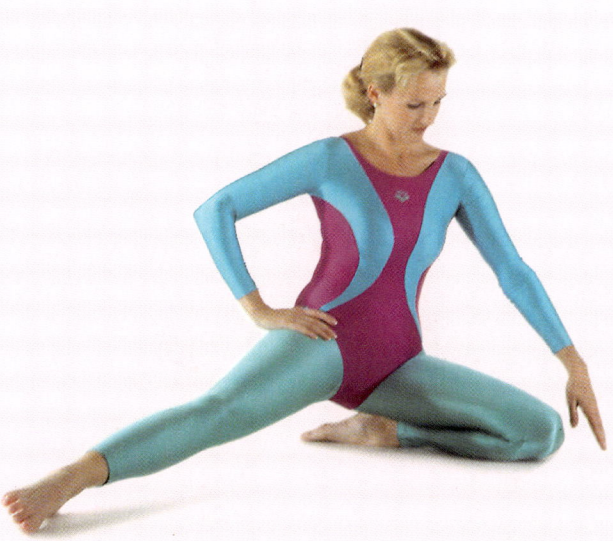

4

Kniestand, rechtes Bein zur Seite strecken, die rechte Hand einstützen.

Übungsablauf:
Sich langsam auf die linke Ferse setzen, Rücken gerade halten, eventuell mit der linken Hand auf den Boden stützen, ausatmen.
Wieder hochkommen, einatmen.
8- bis 10-mal wiederholen, dann Beinwechsel und auf die rechte Ferse setzen.

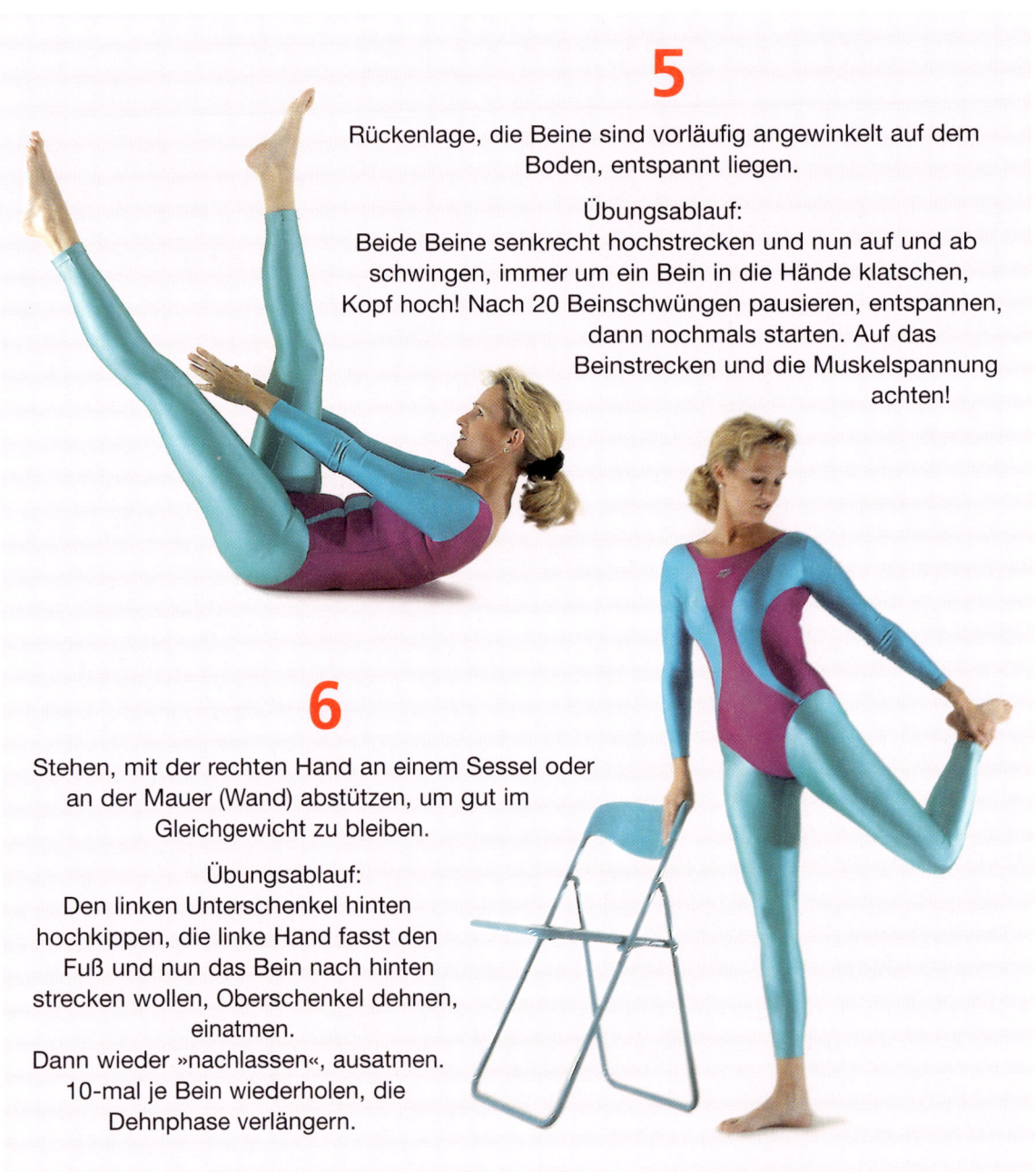

5

Rückenlage, die Beine sind vorläufig angewinkelt auf dem Boden, entspannt liegen.

Übungsablauf:
Beide Beine senkrecht hochstrecken und nun auf und ab schwingen, immer um ein Bein in die Hände klatschen, Kopf hoch! Nach 20 Beinschwüngen pausieren, entspannen, dann nochmals starten. Auf das Beinstrecken und die Muskelspannung achten!

6

Stehen, mit der rechten Hand an einem Sessel oder an der Mauer (Wand) abstützen, um gut im Gleichgewicht zu bleiben.

Übungsablauf:
Den linken Unterschenkel hinten hochkippen, die linke Hand fasst den Fuß und nun das Bein nach hinten strecken wollen, Oberschenkel dehnen, einatmen.
Dann wieder »nachlassen«, ausatmen.
10-mal je Bein wiederholen, die Dehnphase verlängern.

Angriffspunkt Kniegelenke

Ohne Zweifel werden diese besonders empfindlichen Gelenke jahraus, jahrein nicht gerade rücksichtsvoll behandelt, man könnte mitunter sogar von »Misshandlung« sprechen. Weshalb?

Bedenken Sie die Verhaltensweise im Tagesablauf! Gibt es nicht etliche Tätigkeiten, die man ebenso gut sitzend ausführen könnte, anstatt stundenlang zu stehen?

Und wie steht es mit dem Körpergewicht? Einige Pfunde weniger wären eine Wohltat für diese ohnehin belasteten Gelenke.

Ähnlich wie bei vielen Erkrankungen der Wirbelsäule schaden sowohl zu wenig Bewegung als auch Überforderung den Kniegelenken. So manches ließe sich vermeiden, würde man sich tagsüber richtig verhalten.

Dazu einige Tipps:

- Jede über Stunden anhaltende Ruhestellung noch dazu in einem die Knie belastenden Zustand vermeiden.

- Auch während des Sitzens hin und wieder die Kniegelenke unbelastet durch das Körpergewicht bewegen, die Unterschenkel baumeln lassen.

- Treppauf – treppab gehen, dabei elastisch in den Beingelenken nachgeben, nicht »stotternd«, sondern schwingend gehen.

- Sportarten bevorzugen, die knieschonend sind, z. B. Rad fahren oder Schwimmen. Da nicht das gesamte Körpergewicht auf die Beine drückt, wird die »Beleidigung« wesentlich gemindert. Besonders belastend für die Kniegelenke sind steif bergab gehen und auch Tennisspielen.

Die Lebensweise von heute – einerseits Bewegungsmangel, andererseits Überforderung – kann durchaus schon in jungen Jahren zu Abnützungserscheinungen führen. Um einer Arthrose vorzubeugen, um kniegelenkig zu bleiben, empfehle ich folgende Übungen.

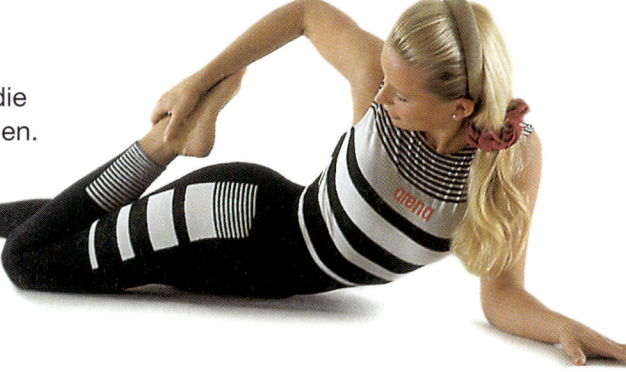

13

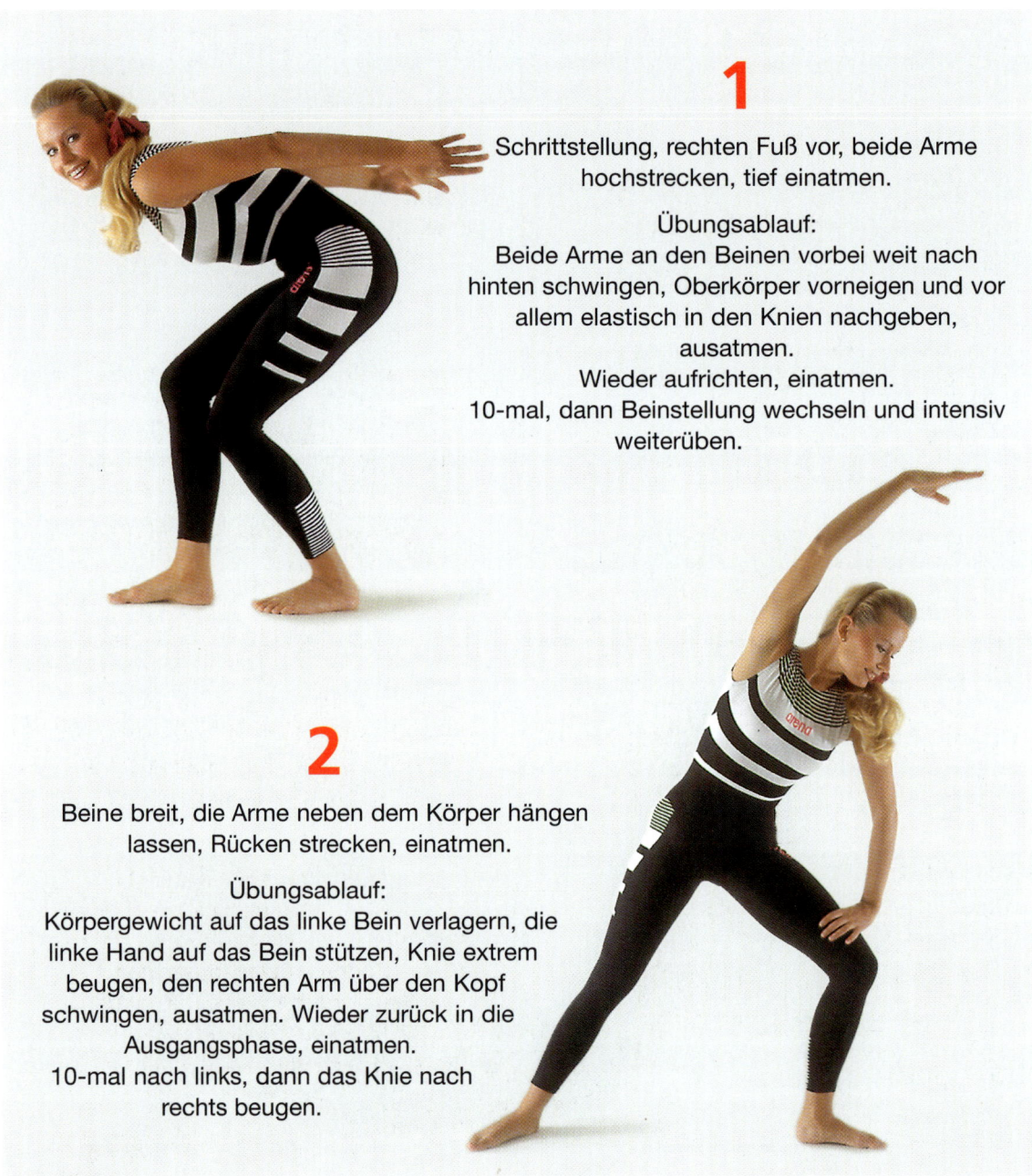

1

Schrittstellung, rechten Fuß vor, beide Arme hochstrecken, tief einatmen.

Übungsablauf:
Beide Arme an den Beinen vorbei weit nach hinten schwingen, Oberkörper vorneigen und vor allem elastisch in den Knien nachgeben, ausatmen.
Wieder aufrichten, einatmen.
10-mal, dann Beinstellung wechseln und intensiv weiterüben.

2

Beine breit, die Arme neben dem Körper hängen lassen, Rücken strecken, einatmen.

Übungsablauf:
Körpergewicht auf das linke Bein verlagern, die linke Hand auf das Bein stützen, Knie extrem beugen, den rechten Arm über den Kopf schwingen, ausatmen. Wieder zurück in die Ausgangsphase, einatmen.
10-mal nach links, dann das Knie nach rechts beugen.

3

Rückenlage, die Arme liegen locker neben
dem Körper, Beine angewinkelt heben.

Übungsablauf:
Die Unterschenkel abwechselnd auf und ab
schleudern, einen Schuh vom Fuß
schleudern wollen, also die Knie
unbelastet durch das Körpergewicht
lockern. 20-mal, kurz pausieren, Füße
auf den Boden stellen, dann wieder 20-mal
strampeln.

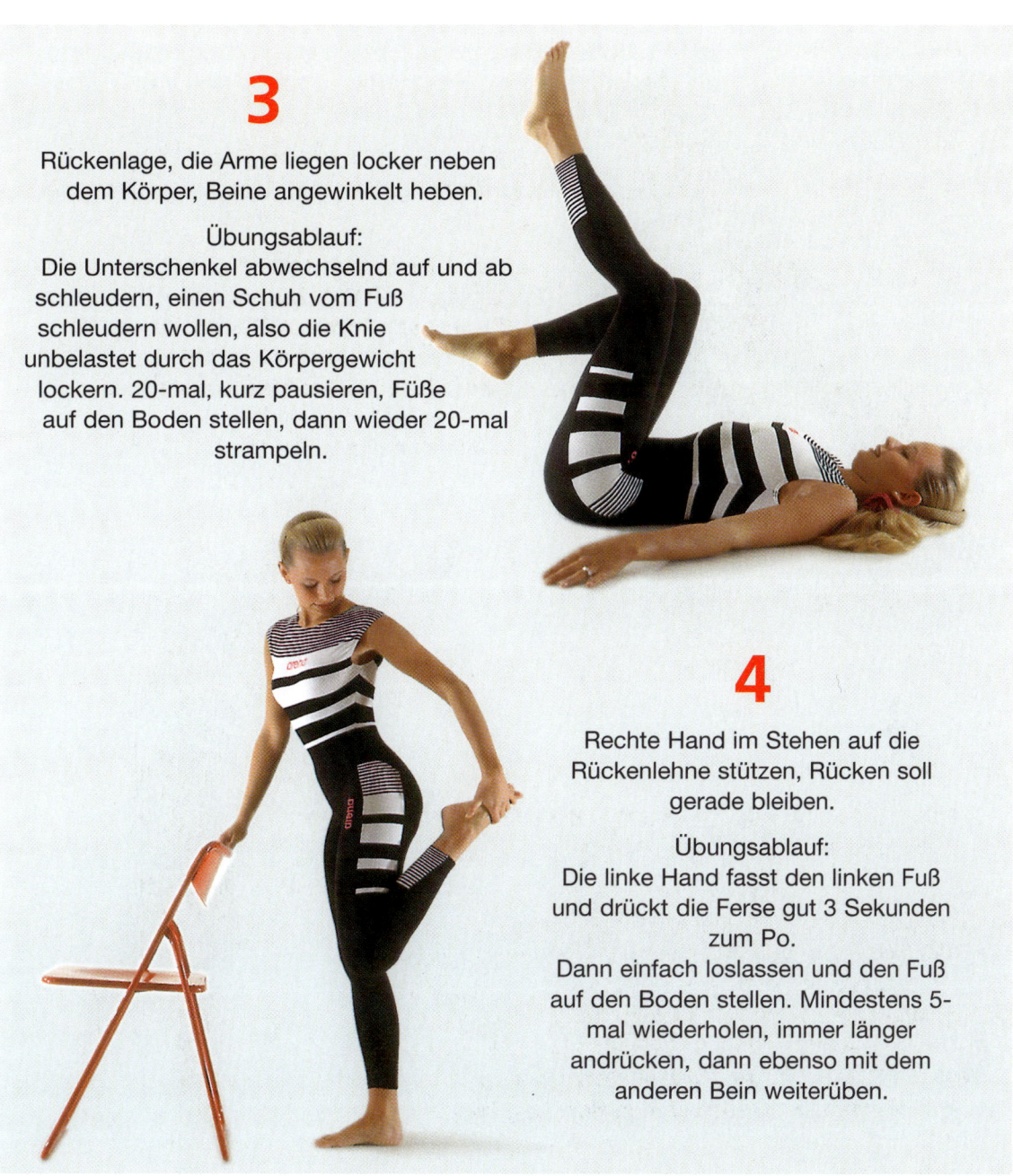

4

Rechte Hand im Stehen auf die
Rückenlehne stützen, Rücken soll
gerade bleiben.

Übungsablauf:
Die linke Hand fasst den linken Fuß
und drückt die Ferse gut 3 Sekunden
zum Po.
Dann einfach loslassen und den Fuß
auf den Boden stellen. Mindestens 5-
mal wiederholen, immer länger
andrücken, dann ebenso mit dem
anderen Bein weiterüben.

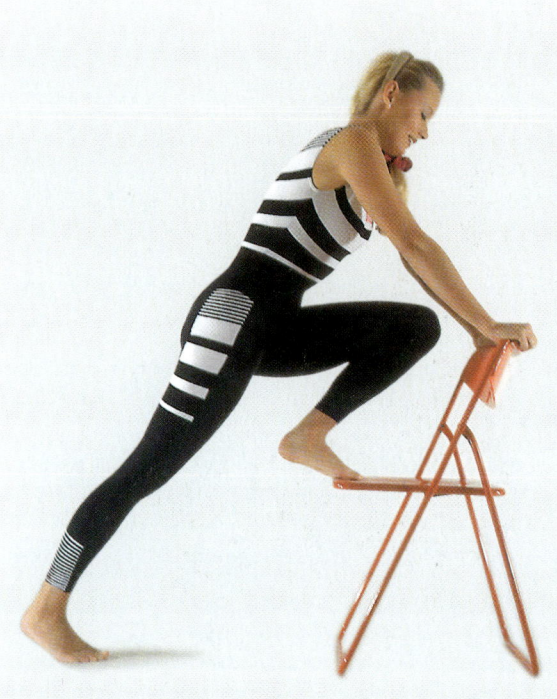

5

Vor dem Stuhl stehen, beide Hände auf die Lehne stützen, linken Fuß auf die Sitzfläche stellen.

Übungsablauf:
Das linke Bein verstärkt belasten, also den Oberkörper vordrücken, dadurch das linke Knie extrem abwinkeln, ausatmen. Gewicht wieder zurücknehmen, Knie entlasten, einatmen. 10-mal wiederholen, dann Beinstellung wechseln und weiterüben.

6

Kleine Schrittstellung, also einen Fuß nur wenig vor den anderen stellen.

Übungsablauf:
Anfangs nur die Arme im Gegenschwung seitlich pendeln lassen, locker in den Knien mitschwingen. Dann steigern, indem man links, rechts, links usw. umspringt.
Ganz wichtig ist, dass die Beine und besonders die Knie elastisch mitschwingen.
Mit viel Ausdauer und Schwung üben.

Angriffspunkt Waden

Auch der Unterschenkelmuskel lässt sich trainieren und korrigieren. Schon ganz einfaches, aber bewusst durchgeführtes Heben und Senken der Fersen regt die Muskeltätigkeit an und wirkt wie eine Art Massage auf die Waden.

Wer gewohnt ist, stets hohe Absätze zu tragen, wird beim Barfußgehen oder mit flachen Sportschuhen Schmerzen in den Waden bekommen.

Sie sind durch anhaltende Inaktivität geradezu verkümmert und daher wenig einsatzfähig und kaum elastisch. Sinnvoll ist es, die Absatzhöhe öfter zu wechseln – je nach Anlass! Flache Absätze für die Bequemlichkeit und fürs Mobilisieren der Muskeln, höhere für die Eleganz!

Sind die Waden im Gespräch, denkt man sofort an Krampfadern.

Auch hier kann Gymnastik bereits vorbeugend zum Einsatz kommen. Ausführliches darüber im Kapitel »Gymnastik im Schon-Gang«.

Einige Tipps – den Waden zuliebe!

- Die Verhaltensweise im Tagesablauf umstellen, den Beinen schadende Gewohnheiten vermeiden. Dazu zählt zu viel Stehen und auch das Übereinanderschlagen der Beine im Sitzen.

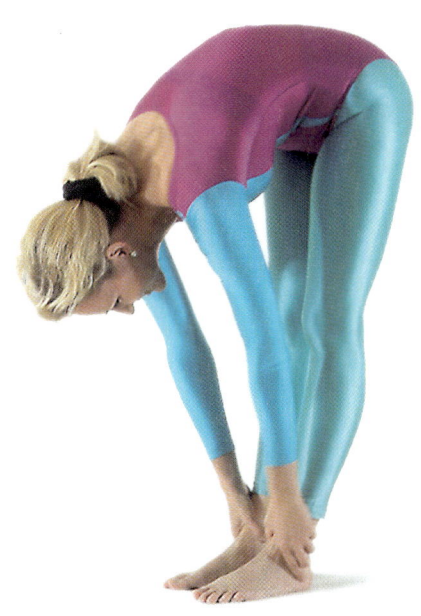

- Möglichst oft die Beine hochlegen, je höher umso besser, um die Venen zu entlasten. Dazu jede Gelegenheit nutzen.

- Die Zirkulation in den Waden ermöglichen, daher keine einengenden Kniestrümpfe oder drückenden Stiefel anziehen.

- Zur Durchblutungsanregung öfter kneippen. Ausführliche Information darüber im Kapitel »Durchblutung anregen«.

Die folgenden Übungen machen die Waden straff und dehnfähig.

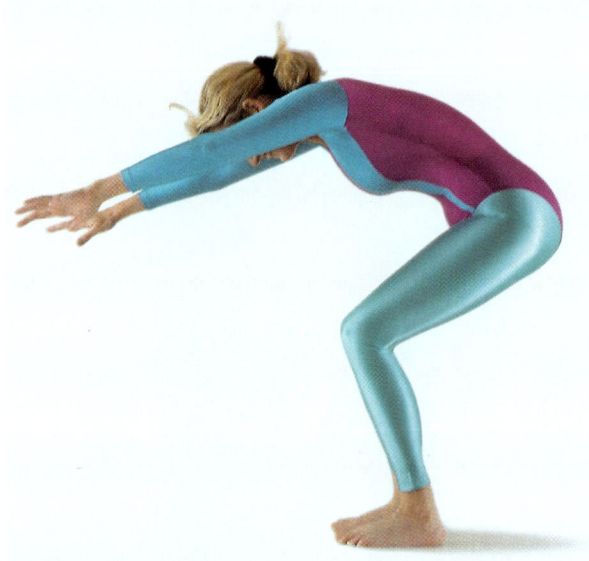

1

Füße zusammen, die Arme neben dem Körper hängen lassen, Rücken strecken, einatmen.

Übungsablauf:
Arme vorhalten, zugleich die Knie beugen, mit vorgeneigtem Oberkörper verharren und nun die Knie vordrücken und leicht auf und ab schwingen, ohne die Fersen vom Boden zu heben! Nur dann ist die Wadendehnung möglich. 20-mal »wippen«, dann aufrichten und die Beine entspannend schütteln.

2

Füße zusammen, sich bei leicht abgewinkelten Knien vorneigen und an den Fußgelenken festhalten.

Übungsablauf:
Die Knie langsam strecken wollen, ohne die Füße loszulassen, intensiv ausatmen, die Waden also dehnen. Dann das Becken wieder etwas senken, einatmen.
Öfter wiederholen, bei jedem Mal Streckenwollen noch intensiver durchhalten.

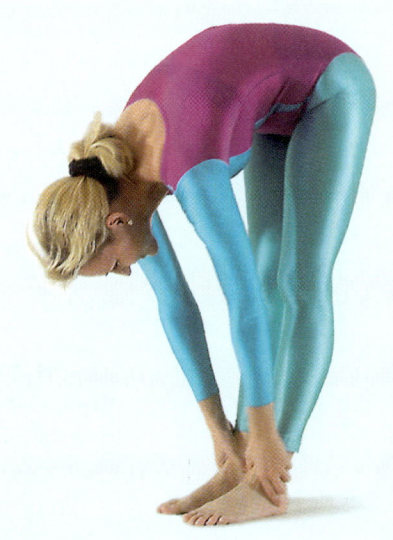

3

Grätschstellung, die Hände seitlich einstützen,
Rücken aufrecht halten.

Übungsablauf:
Körpergewicht auf das linke Bein verlagern, Knie bewusst
belasten, die Wirkung auf der linken Wade spüren,
ausatmen.
Dann wieder zurück in die Ausgangsstellung,
Bein strecken, einatmen.
Je Seite 10-mal wiederholen.

4

Entweder auf einem Stuhl oder auf
dem Boden sitzen, das linke
Bein anwinkeln.

Übungsablauf:
Rechte Hand nimmt von oben die Zehen des
linken Fußes. Nun das linke Bein hochstrecken
wollen, ausatmen, Dehnung der linken Wade
spüren. Dann wieder abwinkeln, Rücken
aufrichten, einatmen.
10-mal, dann hält die linke Hand den rechten
angewinkelten Fuß, wieder hochstrecken.

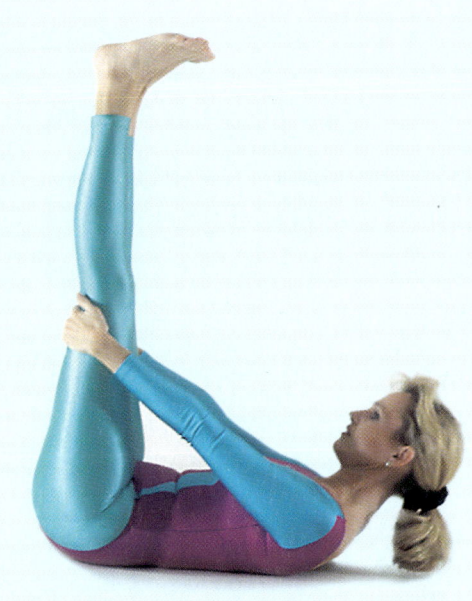

5

Rückenlage, beide Beine senkrecht hochstrecken, Kopf etwas heben, Beine festhalten.

Übungsablauf:
Beide Füße extrem auf und ab kippen, wobei das Hochdrücken der Fersen besonders intensiv geschehen soll, also nicht schnell auf und ab bewegen, sondern bewusst die Waden dehnen.
10-mal, dann die Füße auf den Boden stellen, pausieren und noch 10-mal intensiv wiederholen.

6

Auf dem Rücken liegen, der linke Fuß bleibt nahe beim Becken stehen, rechtes Bein hochstrecken.

Übungsablauf:
Mit beiden Händen den rechten Fuß oben festhalten und das Bein in Richtung Körper ziehen, also wieder dehnen. Gut 3 Sekunden verharren, dann den Fuß zum Boden stellen, das linke Bein kommt dran.
Jedes Bein zumindest 5-mal dehnen.

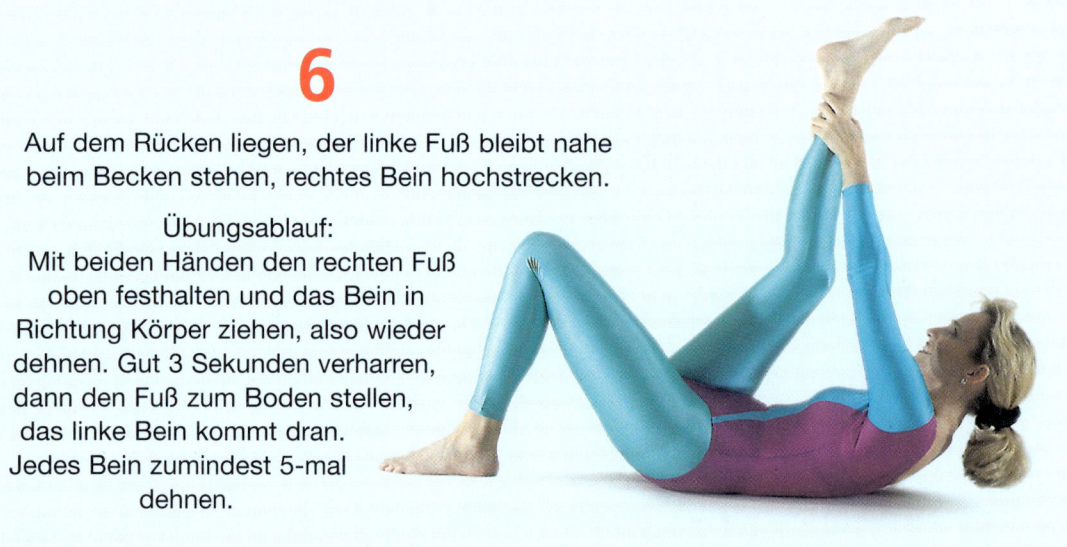

Angriffspunkt Füße

Zugegeben, unsere Füße müssen durch viele Jahre schwerste Arbeit leisten und werden selten verwöhnt. Kein Wunder, wenn sie eines Tages schmerzen und gegen die schlechte Behandlung rebellieren.

Die Frage stellt sich nun: Was hat die Beschaffenheit der Füße mit dem Wunsch nach schönen Beinen zu tun?

Ganz einfach: Wenn die Füße weh tun, vermeidet man instinktiv jede »Beinarbeit«, man scheut weite Wanderungen, bevorzugt Liftanlagen, anstatt die wenigen Treppen zu gehen, flieht auch bei kurzen Wegen ins bequeme Auto, ganz zu schweigen vor der Abwehr gegenüber jeder Gymnastik, die in die Beine geht.

Man muss vor allem einmal der Ursache auf den Grund gehen. Handelt es sich um eine durch den Beruf bedingte Überforderung der Füße oder ist ein Spreiz- bzw. Senkfuß vorhanden?

Befragen Sie den Facharzt, der Orthopäde wird eine zweckmäßige Behandlung empfehlen.

Sind die Beschwerden jedoch allein auf einen Mangel an Bewegung zurückzuführen, kann rasch Abhilfe geschaffen werden. Vor allem muss man die Fußmuskulatur stärken und die

»Greiffunktion« der Zehen mobilisieren, denn nur dann kann es zu einer Besserung kommen.

Dazu einige Tipps:

- Zweckmäßige Schuhe tragen, das sind Schuhe, deren Passform auf Ihren Fuß abgestimmt ist.

- Die Absatzhöhe ist dann ideal, wenn man sich beim Gehen wohl fühlt. Oft barfuß gehen, sei es daheim oder über Wiesen oder den warmen Sand.

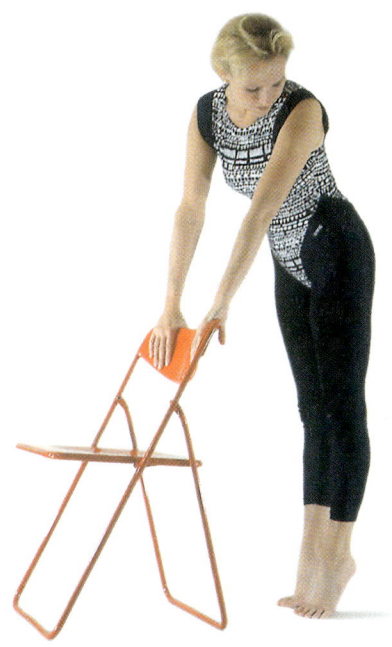

21

1

Rückenlage, die Arme liegen neben dem Körper, linkes Bein nahe zum Becken stellen.

Übungsablauf:
Rechtes Bein senkrecht hochstrecken und nun den Fuß auf und ab kippen. Da es jetzt nicht um Wadendehnung, sondern um Gelenkigkeit geht, soll rasch gekippt werden. Auf alle Fälle mit den Zehen tüchtig zugreifen wollen. Je Bein 20-mal kippen.

2

Beide Hände auf die Rückenlehne oder an die Wand stützen, Füße stehen eng beisammen.

Übungsablauf:
Beide Fersen heben, so hoch wie möglich, um auch die Beinmuskeln zu aktivieren. Langsam wieder senken, entspannen.
10-mal wiederholen, beim Fersenheben auch die Po- und Bauchmuskeln anspannen.
Ganz Eifrige steigern auf 20 Wiederholungen.

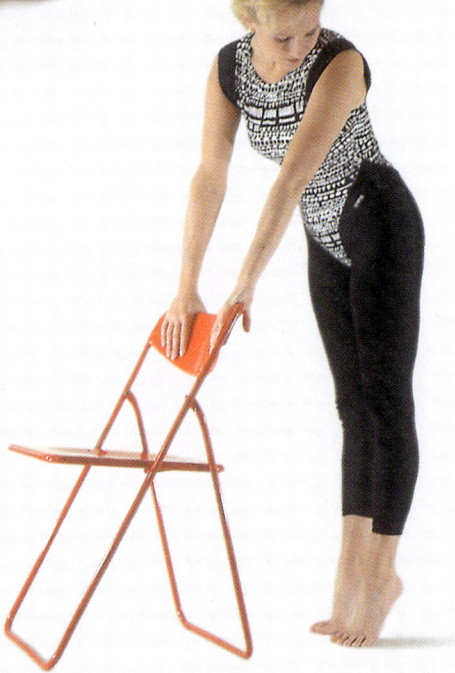

3

Linken Fuß auf die Sitzfläche des Stuhles stellen, Arme anfangs seitlich hängen lassen.

Übungsablauf:
Die Ferse des Standbeines, also des rechten Beines heben und zugleich die Arme vorschwingen, ausatmen. Dann wieder Ferse und Arme senken, einatmen.
10-mal, dann Beinwechsel, also rechten Fuß hoch und die linke Ferse auf und ab bewegen.

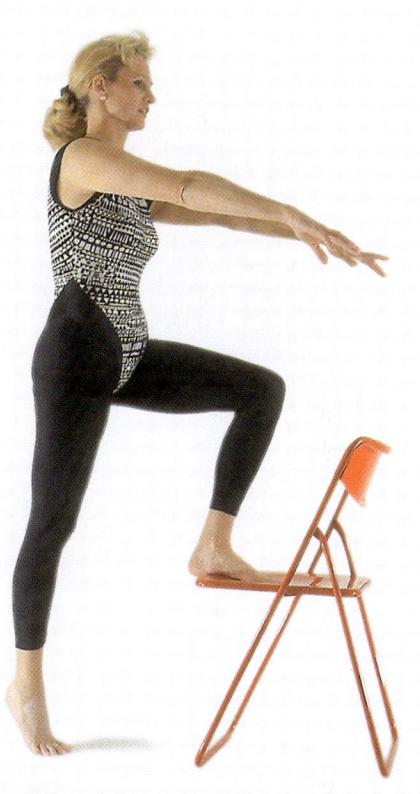

4

Zehen auf ein dickes Buch, z. B. Telefonbuch, legen, die Fersen sind auf dem Boden.

Übungsablauf:
Die Arme seitlich schwingen und zugleich beide Fersen heben, Gleichgewicht halten, Zehen fest auf das Buch drücken, einatmen. Dann wieder senken, entspannen, ausatmen.
Immer länger mit gehobenen Fersen verharren, 10-mal wiederholen.

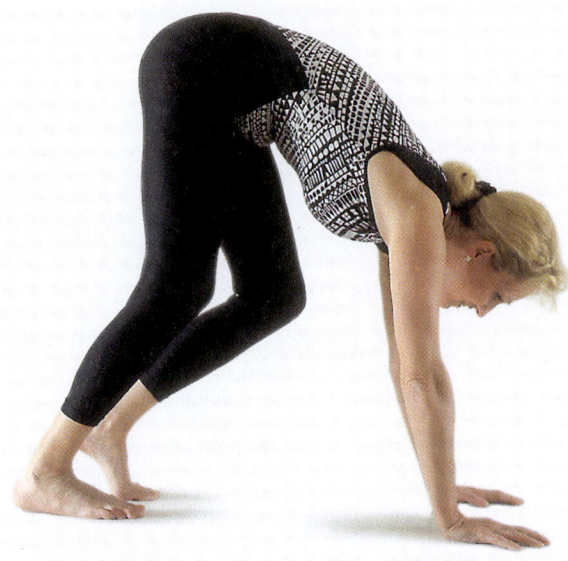

5

Füße zusammen, den Oberkörper tief neigen, beide Hände vorne auf den Boden stützen.

Übungsablauf:
Die Arme sind belastet. Nun die Fersen abwechselnd heben und senken, also auf der Stelle gehen, ohne die Zehen vom Boden zu lösen.
10-mal, dann aufrichten, die Beine durch Schütteln entspannen und noch 10-mal wiederholen.

6

Auf dem Stuhl sitzen, auf dem Boden liegt ein leichtes Tuch, das die Zehen greifen können.

Übungsablauf:
Ein Fuß packt mit den Zehen das leichte Ding und hebt es hoch, 3 Sekunden mit Spannung der Fußsohlenmuskeln und Zehen verharren, dann fallen lassen.
Je Fuß 5-mal üben, also die Kraft der Zehen aktivieren und sie bewusst einsetzen.

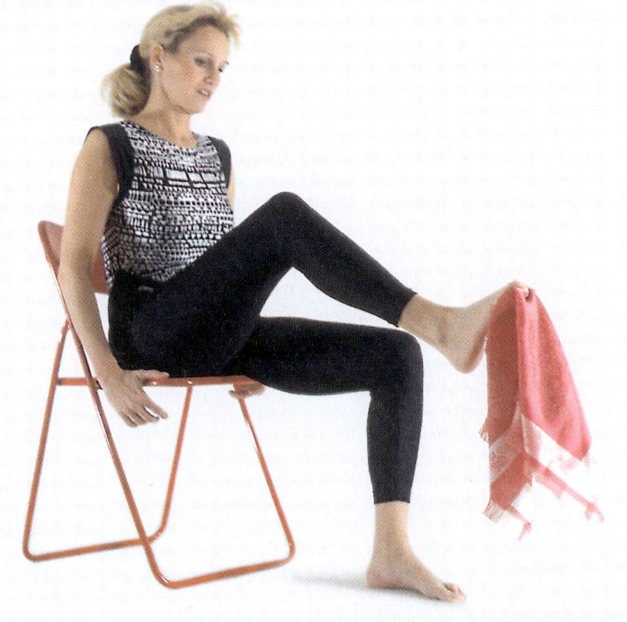

Gymnastik im Schon-Gang

Aus vielen Gründen muss man mitunter gymnastische Übungen vorübergehend »schaumgebremst« ausführen.

Man hatte Fieber, musste längere Zeit liegen oder sich einer nachoperativen Behandlung unterziehen, leidet an Schwindel und fühlt sich auf den Beinen nicht sicher.
Trotzdem darf der Körper nicht »einschlafen« und in Passivität verfallen.

Ihr Arzt empfiehlt leichte Bewegung, die den Kreislauf nicht überfordert. Was also tun? Worin liegt der Sinn, auch in dieser Situation Gymnastik zu machen?

In diesem Kapitel geht es primär um die Fragen:

Was üben bei Krampfadern?
Wie kommt es zu dieser Gefäßerkrankung?

Und sekundär:
Was tun bei Problemen mit den Kniegelenken? Worauf ist zu achten? Was muss vermieden werden?

Wichtige Tipps:

- Nicht nur hin und wieder in der Woche üben, sondern die Bewegungstherapie fix ins Tagesprogramm einplanen. Besser wirkt, was man täglich nur wenige Minuten trainiert, anstatt plötzlich zu lang und zu intensiv.

- Versäumtes lässt sich nicht so ohne weiteres nachholen, man muss Zug um Zug wieder zur Belastbarkeit zurückfinden.

- Selbst dann, wenn man sich noch unsicher auf den Beinen fühlt, soll im Liegen oder Sitzen geübt werden. Bald stellt sich dann eine Steigerung zu mehr Körperbeherrschung ein, man kommt wieder ins »Gleichgewicht« und findet vom Schon-Verhalten zum gewünschten Körpergefühl zurück.

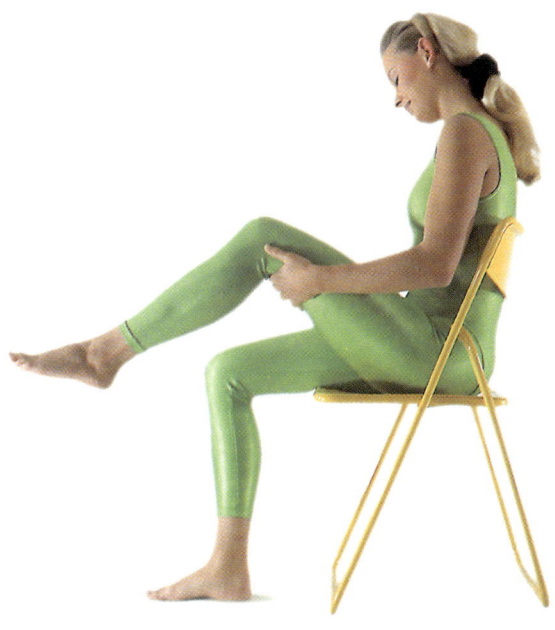

Was tun bei Krampfadern?

Es gibt eine Reihe vorbeugender und auch heilender Maßnahmen, die der Facharzt verordnen wird, von gezielt wirkenden Medikamenten bis hin zu einem operativen Eingriff.

Doch soll man mit etwas Eigenverantwortung der Ursache auf den Grund gehen und die Verhaltensweise im Tagesablauf darauf einstellen bzw. ändern. Vor allem muss alles vermieden werden, was zur Förderung der Krampfadernbildung beiträgt.

Diese anfangs nur leichten, kaum störenden Beschwerden wie Juckreiz, Anschwellen der Beine und sichtbare Ausweitung der Gefäße können sich nur allzu schnell verschlimmern und jede Belastung der Beine unmöglich machen. Weder Beruf noch Freizeit können ungestört ausgeübt und gestaltet werden.

Wie kommt es zu dieser Gefäßerkrankung?

Unsere Beine sind ständig – ausgenommen während des Liegens – einer großen Belastung und einem enormen Druck ausgesetzt. Das Blut würde in den Venen zu einem unerträglichen Stau führen, gäbe es nicht eine Art Ventilsystem, das den Blutandrang reguliert. Außerdem unterstützen die umliegenden Muskeln beim Bewegen die Blutzirkulation. Und hier haken wir ein! Vernünftige Übungen sind das Um und Auf, um die Waden nicht nur schlank, sondern auch gesund zu halten, denn: Krampfadern sind nicht nur ein Schönheitsfehler!

Durch eine erblich bedingte Bindegewebsschwäche gepaart mit andauernder Überforderung kommt es zur Überdehnung des oben erwähnten Ventilapparates, zur Gefäßerweiterung und zur Bildung von Krampfadern.

Die folgenden Übungen helfen auf schonende Weise!

1

Rückenlage, linken Fuß nahe zum Becken stellen, Hände unter den Kopf legen.

Übungsablauf:
Rechtes Bein angewinkelt heben und nun den rechten Unterschenkel locker auf und ab schleudern, wobei das Hochschleudern stärker ausgeführt werden soll, um einen Venenstau zu vertreiben.
10-mal, dann kommt das andere Bein zum Schleudern an die Reihe.

2

Auf dem Rücken liegen, wieder einen Fuß zum Becken stellen, das andere Bein hochstrecken.

Übungsablauf:
Mit dem Fuß oben langsam Kreise beschreiben, so dass die Venen entlastet sind, die Wadenmuskeln aber mobilisiert werden. Nach 10 Kreisen – zwischendurch die Richtung wechseln – mit dem anderen Bein üben.

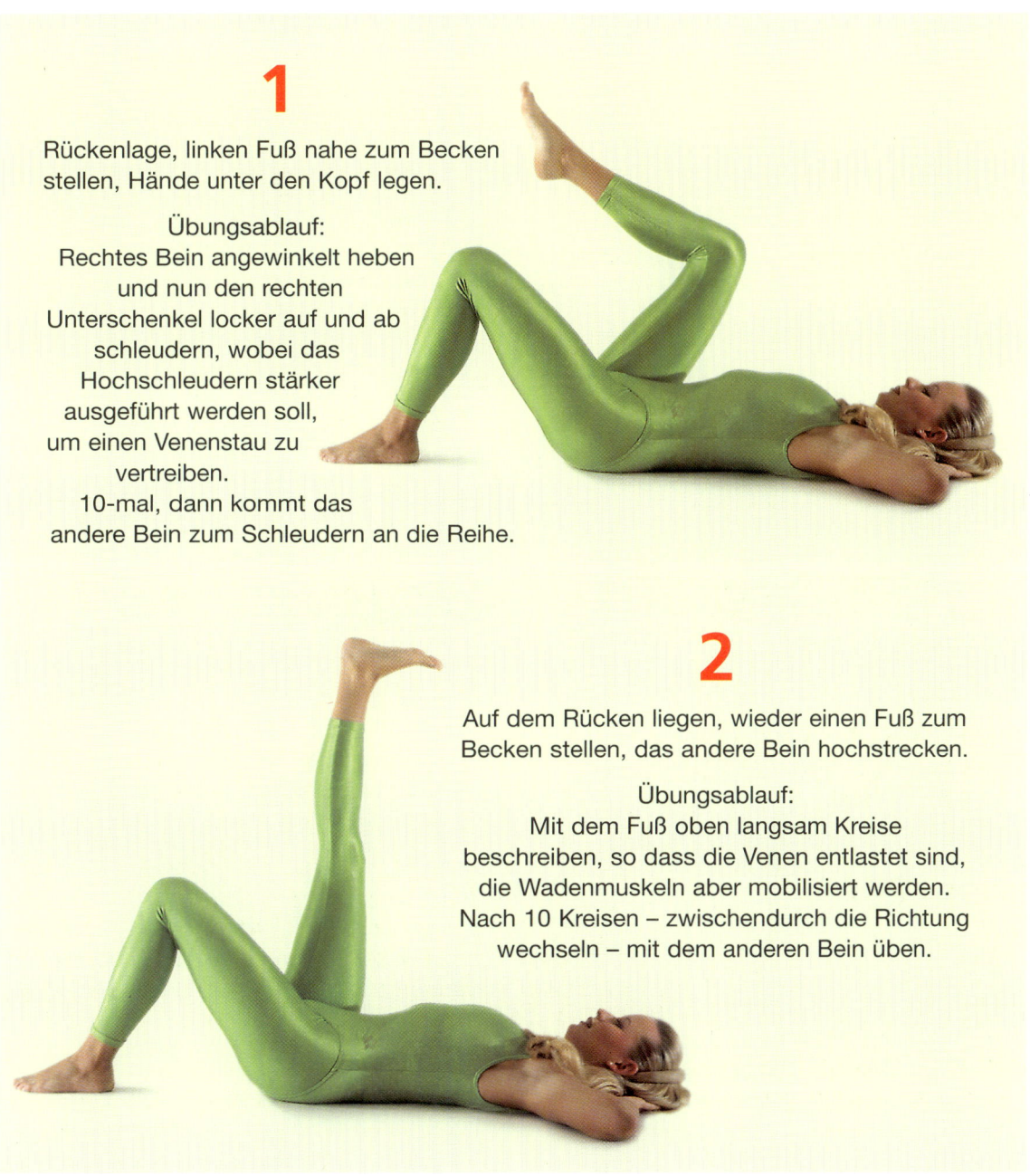

3

Bauchlage, auf die Unterarme stützen oder flach liegen,
Beine strecken.

Übungsablauf:
Beide Unterschenkel zugleich hinten hochschlagen, die Fersen 20-mal fest in
Richtung Po schleudern. Dann die Beine auf den
Boden strecken, pausieren,
dann noch 20-mal hinten
hochkippen.
Man kann die Füße auch
abwechselnd
hochschleudern.

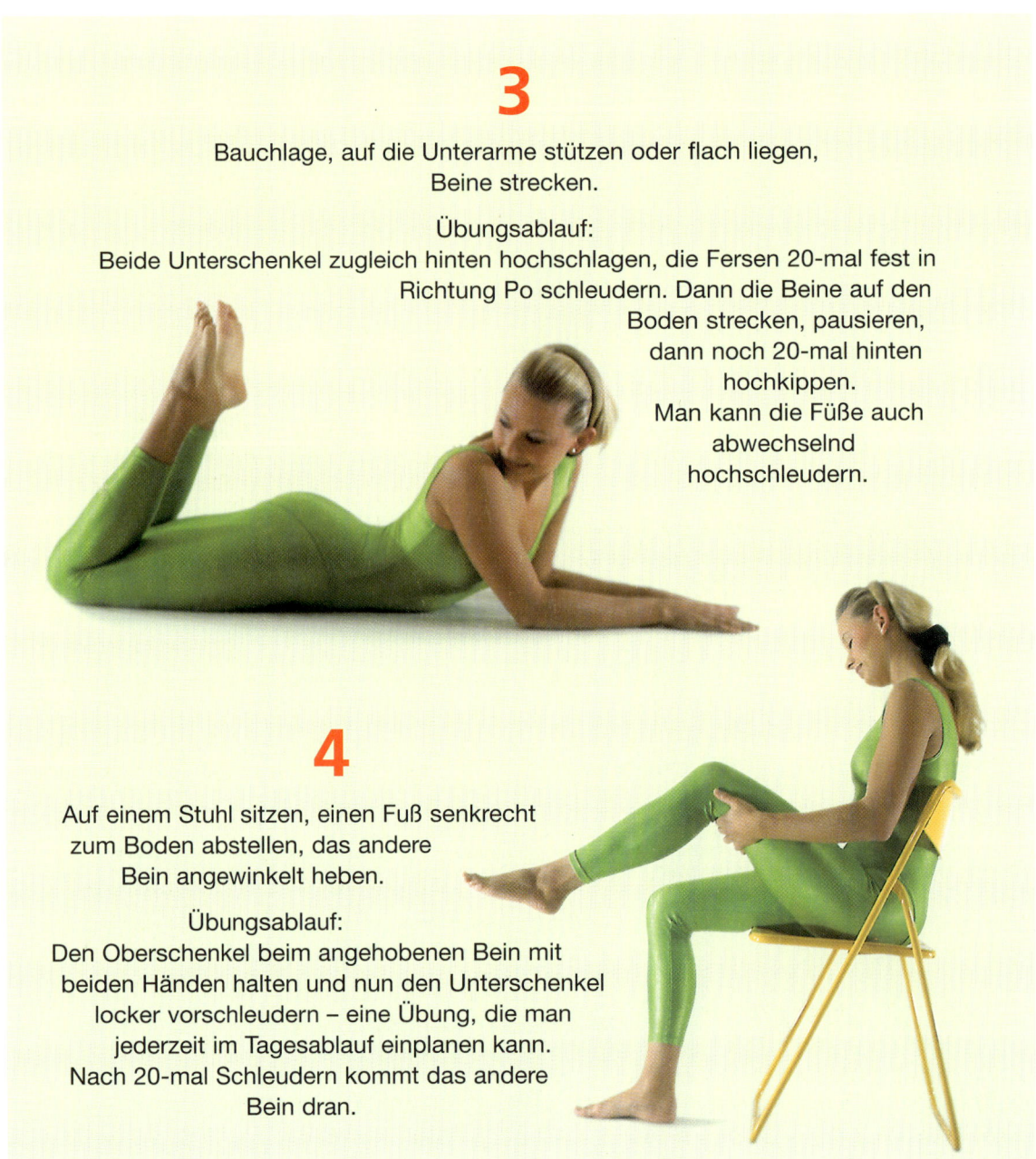

4

Auf einem Stuhl sitzen, einen Fuß senkrecht
zum Boden abstellen, das andere
Bein angewinkelt heben.

Übungsablauf:
Den Oberschenkel beim angehobenen Bein mit
beiden Händen halten und nun den Unterschenkel
locker vorschleudern – eine Übung, die man
jederzeit im Tagesablauf einplanen kann.
Nach 20-mal Schleudern kommt das andere
Bein dran.

5

Hinter dem Stuhl stehen und beide Hände auf die Lehne stützen.

Übungsablauf:
Das rechte Bein locker anwinkeln und mit einer Beckendrehung nach links schleudern, dann ebenso das linke Bein, den linken Unterschenkel nach rechts »werfen«, also immer das Knie leicht anwinkeln und dann den Schenkel wegschleudern.
20-mal wiederholen.

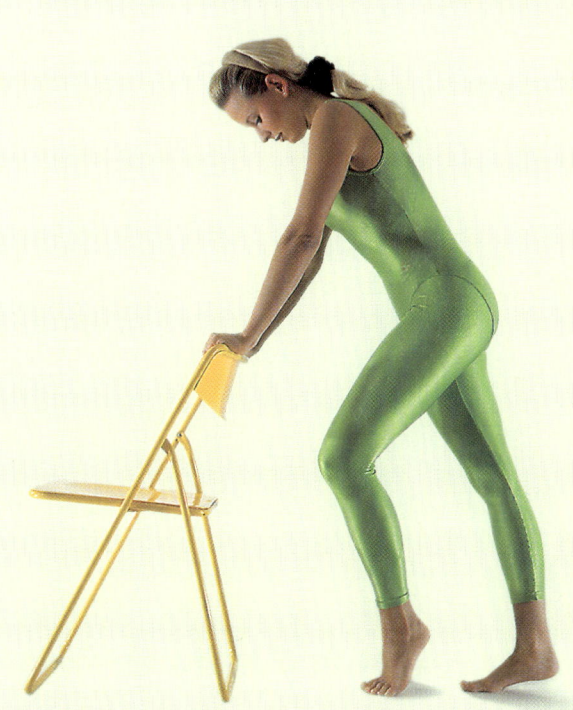

6

Beide Hände auf die Lehne stützen, die Füße stehen knapp beisammen.

Übungsablauf:
Die Fersen abwechselnd heben und senken, also ganz leicht und locker auf und ab rollen, wobei das Gewicht vermehrt auf dem Vorfuß bleibt und die Knie elastisch bewegt werden.
Nach mindestens 20 »Schritten« pausieren, Beine schütteln, dann noch 20-mal die Wadenmuskeln arbeiten lassen.

Was tun bei Knie-Problemen?

Vielfach ist man noch immer der Ansicht, dass das Steifwerden der Kniegelenke erst in zunehmendem Alter auftreten kann. Weit gefehlt!

Schon junge Menschen haben manchmal darunter zu leiden, weniger an einer Versteifung als an fühlbarer

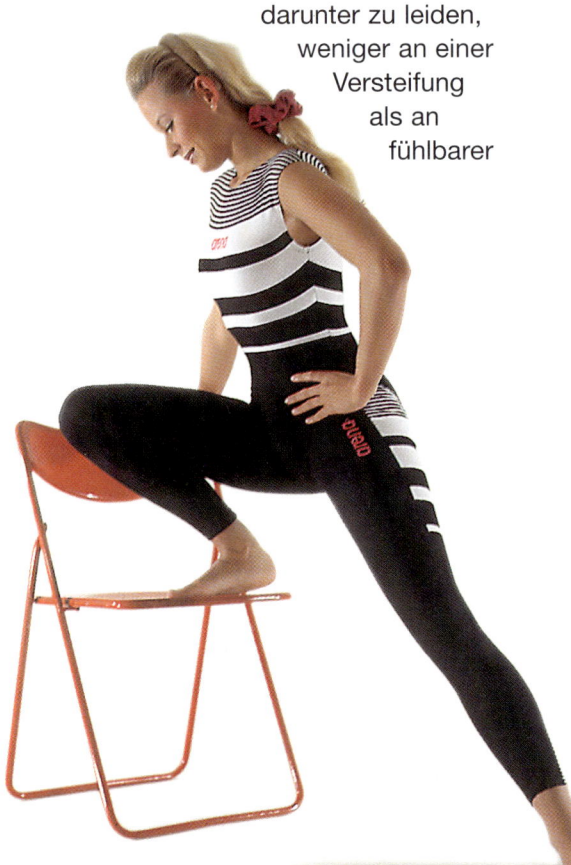

Einschränkung des Bewegungsumfanges. Bei geringer Belastung, nach einer kurzen Laufstrecke und beim Sport können Schmerzen im Knie zum unüberwindlichen Hindernis werden.

Wurde vorbeugend zu wenig zur Stärkung des Gelenks getan, darf jetzt nicht versäumt werden, auf »sanfte« Weise Kraft und Beweglichkeit wiederzugewinnen.

Wenn vom Arzt nicht ausdrücklich untersagt – etwa bei einer akuten Entzündung, wo eine Spezialbehandlung verschrieben wird –, hat Bewegung immer eine positive Wirkung.

Wichtig: Zur besonderen Schonung anfangs im Liegen oder Sitzen üben, um den Druck durch das Körpergewicht auf die Beingelenke weitestgehend zu verringern! Man kann also schon frühmorgens, noch im Bett liegend damit starten.

Außerdem: Nicht »mit Gewalt« und Temposteigerung üben, sondern die Beweglichkeit langsam und bewusst erreichen wollen. Lieber vorsichtig, jedoch nicht verkrampft üben, anstatt durch eine ruckartige Anstrengung den Schmerz zu vergrößern.

Man hat dann wenig Verlangen weiterhin Gymnastik zu machen. Es wäre schade um die verpatzte Chance!

1

Rückenlage, das rechte Bein steht angewinkelt nahe beim Becken, das linke liegt gestreckt auf dem Boden.

Übungsablauf:
Linkes Bein mit ein bisschen Schwung heben, Knie beugen und die Ferse auf das rechte Knie legen, ausatmen. Dann wieder zurück zum Boden strecken, einatmen.
10-mal üben, dann die Beinstellung wechseln, rechte Ferse auf das linke Knie stellen.

2

Bauchlage, flach liegen oder auf die Unterarme stützen, die Beine sind gestreckt.

Übungsablauf:
Die Fersen abwechselnd locker hinten hochschlagen, die Knie also unbelastet durch das Körpergewicht mobilisieren. 20-mal strampeln, dann pausieren und noch 20-mal wiederholen.

Bei Schonübungen soll anfangs möglichst kein Gewicht auf den Knien lasten!

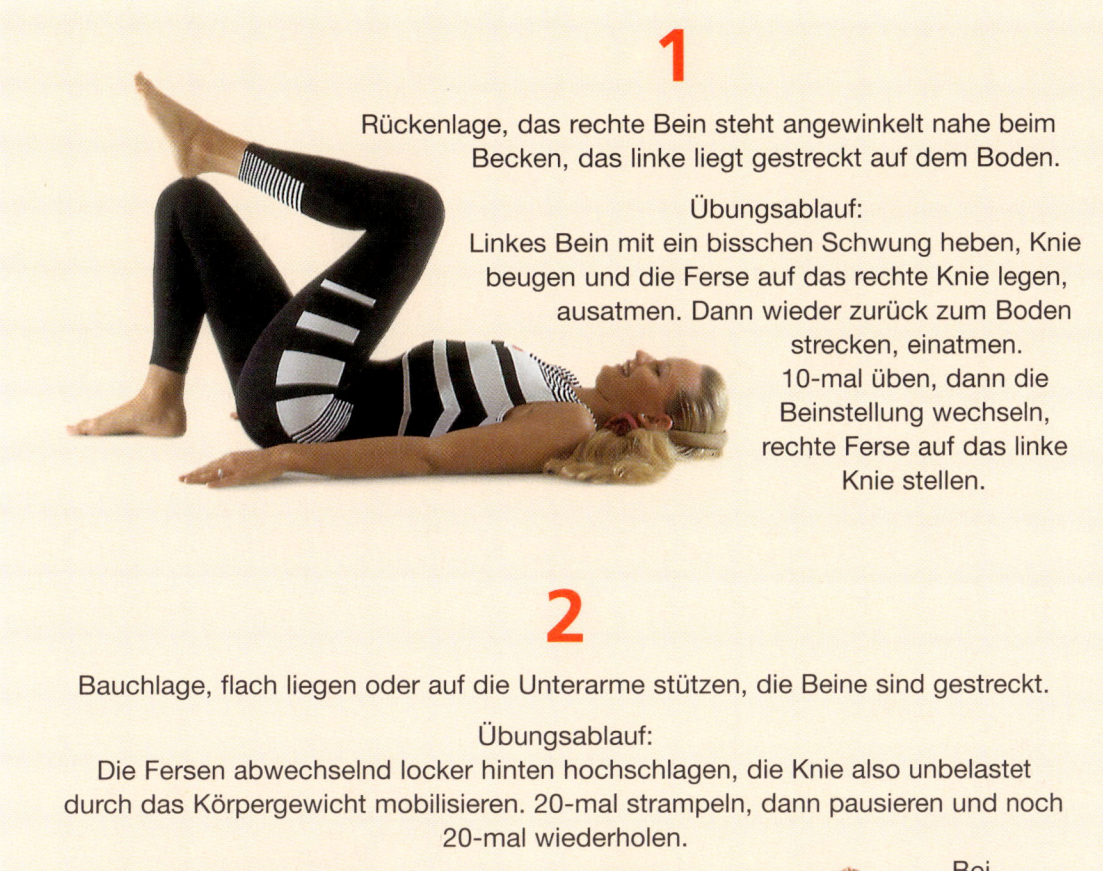

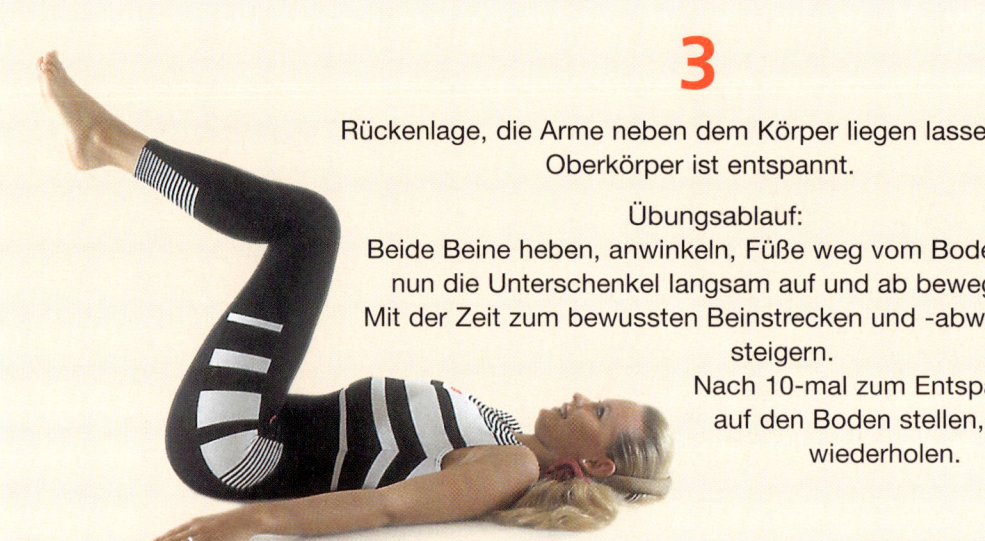

3

Rückenlage, die Arme neben dem Körper liegen lassen, der Oberkörper ist entspannt.

Übungsablauf:
Beide Beine heben, anwinkeln, Füße weg vom Boden und nun die Unterschenkel langsam auf und ab bewegen.
Mit der Zeit zum bewussten Beinstrecken und -abwinkeln steigern.
Nach 10-mal zum Entspannen auf den Boden stellen, dann wiederholen.

4

Auf der linken Seite liegen und auf den Unterarm stützen, Beine strecken.

Übungsablauf:
Das rechte, also oben liegende Bein anwinkeln, Knie in Richtung rechte Schulter bringen wollen, ausatmen.
Dann wieder zum anderen strecken, einatmen.
10-mal, dann auf die andere Seite rollen und das linke Knie anwinkeln.

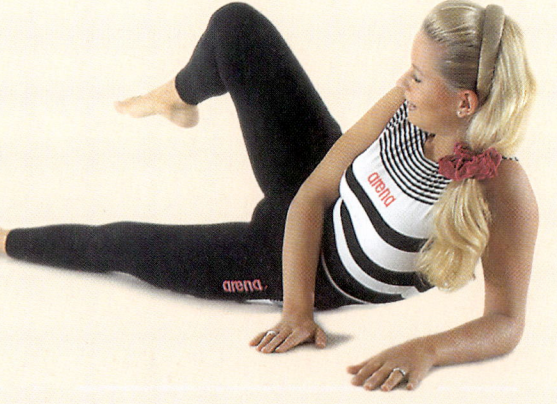

5

Sitzen, die Beine ausstrecken, auf die linke Hand stützen.

Übungsablauf:
Rechtes Knie anwinkeln, die rechte Hand greift an den Unterschenkel knapp unter dem Knie und drückt das Bein zum Körper, ausatmen.
Dann wieder zum Boden strecken, einatmen.
5-mal wiederholen, dann drückt die linke Hand das linke Knie hoch.

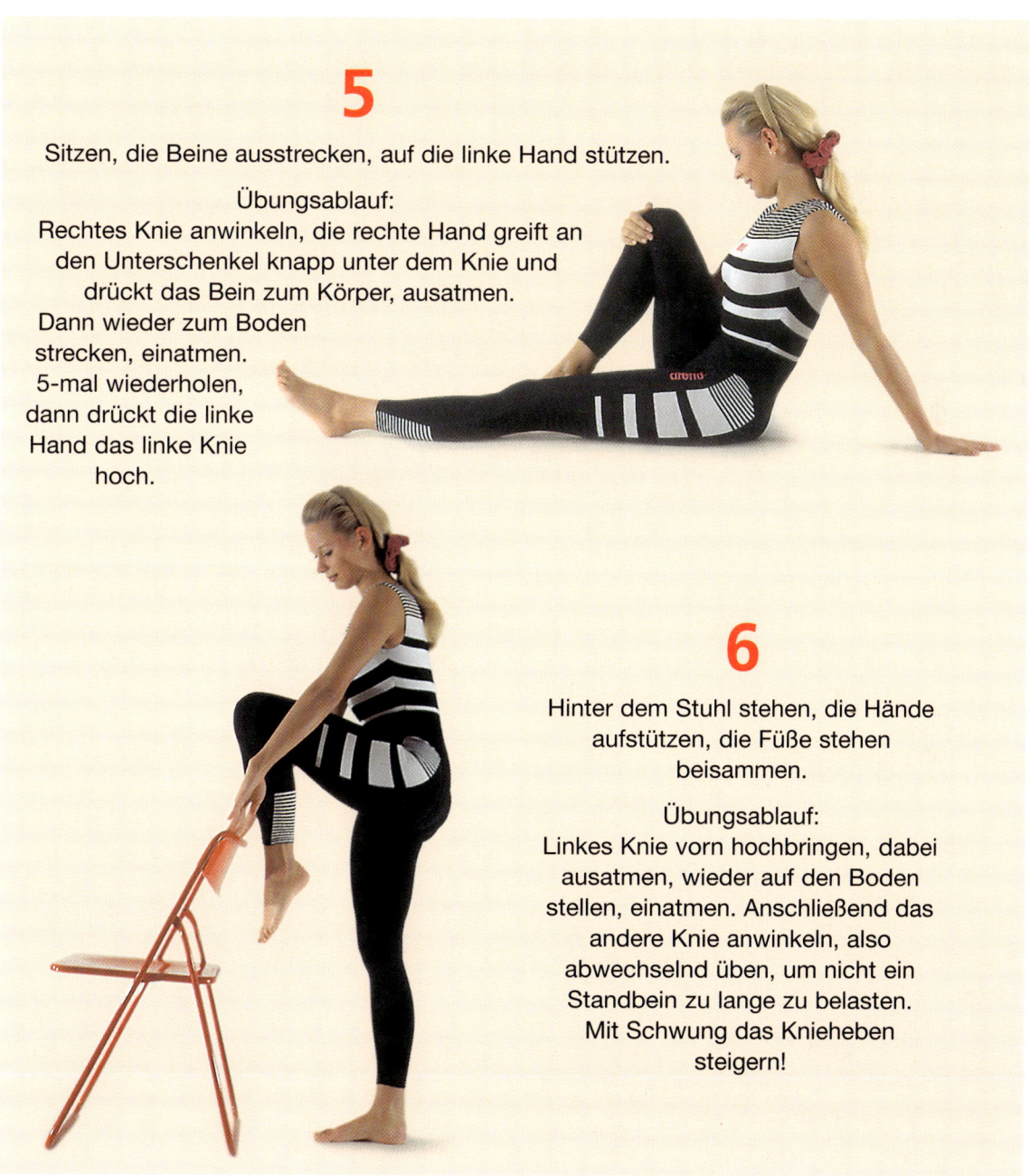

6

Hinter dem Stuhl stehen, die Hände aufstützen, die Füße stehen beisammen.

Übungsablauf:
Linkes Knie vorn hochbringen, dabei ausatmen, wieder auf den Boden stellen, einatmen. Anschließend das andere Knie anwinkeln, also abwechselnd üben, um nicht ein Standbein zu lange zu belasten.
Mit Schwung das Knieheben steigern!

Sitz-Berufe spezial

Die folgenden Übungen sind für alle, die den ganzen Tag sitzend verbringen – und das ist der Großteil aller Berufstätigen. Wie angenehm, nicht stehen zu müssen oder stets auf den Beinen zu sein. Zum Glück wählten Sie einen sogenannten Sitzberuf.
Doch hat auch das Sitzendürfen seine Tücken, die man erst nach ein paar Stunden wahrnehmen wird.

Wieso schadet zu viel Sitzen den Beinen?

Die Folgen:

- Durch den anhaltenden Druck der Sitzkante des Stuhles auf die Unterseite der Oberschenkel wird die Zirkulation in den Beinen beeinträchtigt.

- Die Füße, besonders die Fußgelenke erlahmen.

- Das Übereinanderschlagen der Beinen führt zu einem Venenstau.

- Die Beinmuskeln erschlaffen, besonders die Oberschenkelmuskeln.

- Die Belastbarkeit und Ausdauer nimmt spürbar ab.

- Fettpolster nisten sich rund um die Oberschenkel und bei Sitzfläche und Bauch ein.

- Man hat »schwere« Beine, obwohl man sitzen konnte.

Dazu wichtige Tipps:

- Jede Gelegenheit nutzen – gewiss findet sich eine akzeptable Begründung – um aufzustehen, sich die Beine zu vertreten, flink ins nächstliegende Büro zu eilen, Kaffee zu holen etc.

- Zwischendurch bewusst die Beine in Bewegung bringen, sogar unter dem Schreibtisch, um die Muskeln zu aktivieren und die Elastizität zu erhalten.

Hier finden Sie Anregungen für ein »Zwischendurch-Training«.

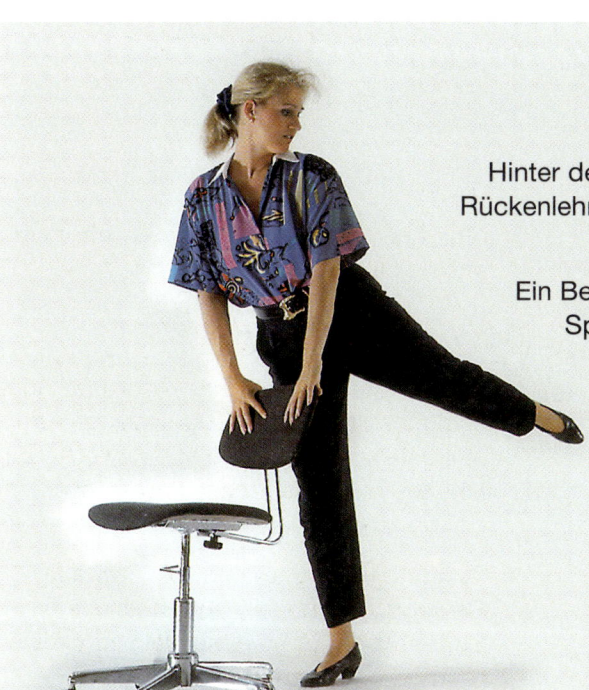

1

Hinter dem Stuhl stehen, beide Hände auf die Rückenlehne stützen, die Füße stehen beisammen.

Übungsablauf:
Ein Bein gestreckt nach hinten heben, auf die Spannung im Bereich der Beine und des Pos achten! Dann wieder zum anderen Fuß stellen.
Je Bein 10-mal wiederholen, man kann die Beine auch abwechselnd nach hinten heben.

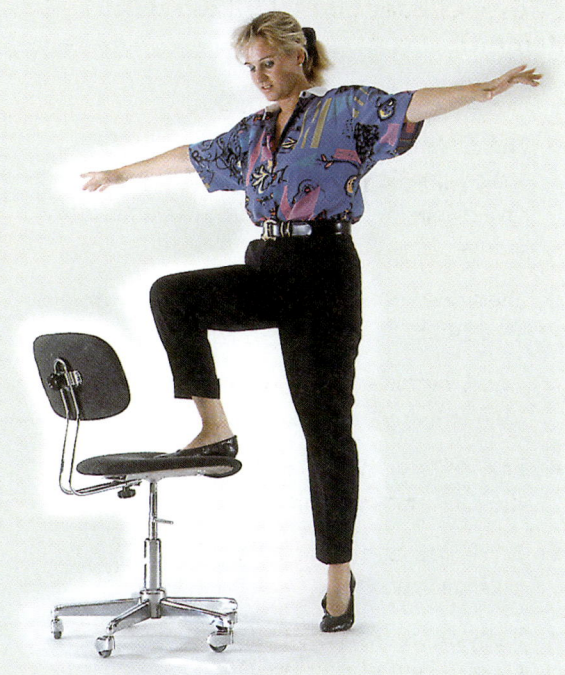

2

Vor dem Stuhl stehen, Beine zusammen, die Arme zum Gleichgewichthalten seitlich heben.

Übungsablauf:
Rechten Oberschenkel mit Schwung heben, der Fuß berührt flüchtig die Sitzfläche des Stuhles, dann wieder zurück auf den Boden stellen.
Je Bein 10-mal oder abwechselnd üben. Auf alle Fälle kommt so die Zirkulation in den Beinen in Schwung.

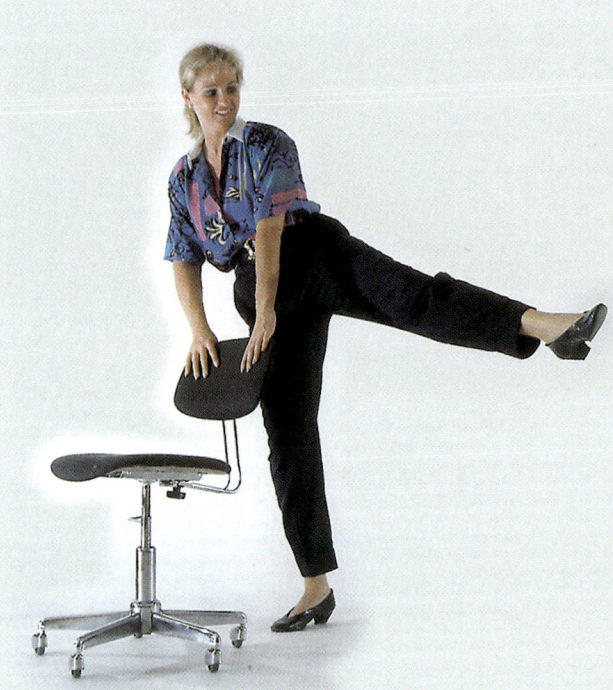

3

Beide Hände aufstützen, die Füße
sind beisammen.

Übungsablauf:
Das linke Bein seitlich heben und
wieder zum anderen Fuß abstellen.
Dann gleich das rechte Bein zur Seite
heben. Auf die Muskelspannung in
den Beinen Wert legen und im
Hüftbereich locker nachgeben.
In Summe 20-mal seitlich das Bein
heben.

4

Die Hände aufstützen, die Füße stehen
knapp nebeneinander.

Übungsablauf:
Die Knie vordrücken, ohne dabei die Fersen
zu heben, die Dehnwirkung sowohl an den
Oberschenkeln als auch an den Waden
spüren. Dann die Beine wieder strecken und
entspannen. Bei jedem Mal Vordrücken
länger verharren.
10-mal wiederholen.

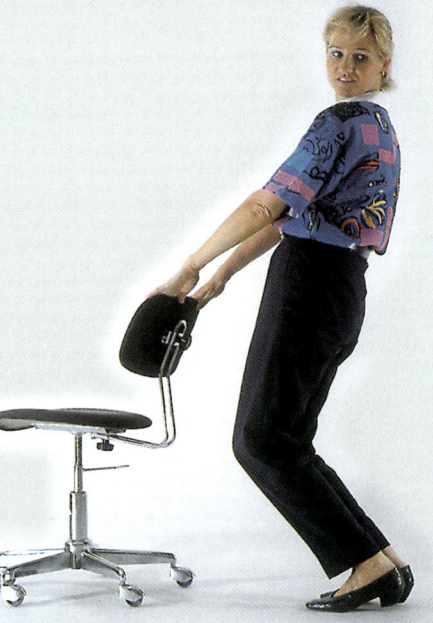

5

Rücklings zum Stuhl stehen, einen Fuß mit dem Rist auf die Sitzfläche legen.

Übungsablauf:
Mit dem Fuß kräftig gegen die Sitzfläche drücken, dadurch eine Spannung an der Oberschenkel-Rückseite und auch am Po erreichen,
3 Sekunden »unter Druck« bleiben, dann die Beinstellung wechseln und weiterüben.
Je Fuß 5-mal wiederholen.

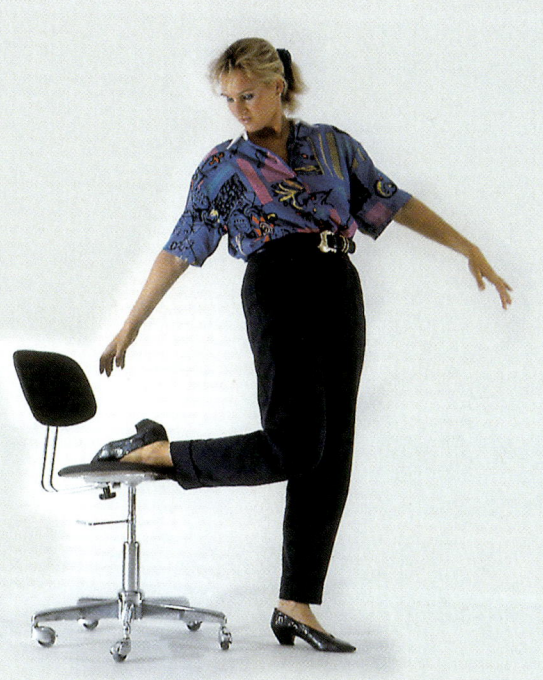

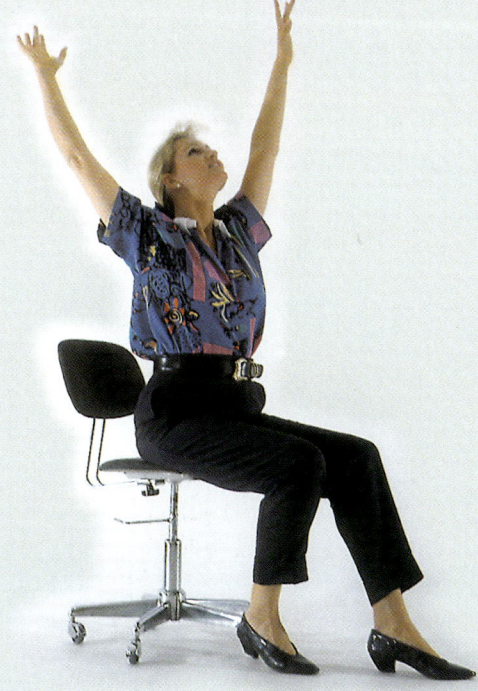

6

Auch ohne aufzustehen kann man die Beine und den Körper in Schwung bringen.

Übungsablauf:
Arme hochstrecken und die Hände abwechselnd noch mehr nach oben schieben, Rückenstreckung – der Haltung zuliebe!
Zugleich die Füße abwechselnd vor- und zurückstellen, auf der Stelle gehen.
Nach 10-mal Strecken die Arme fallen lassen, dann wiederholen.

Steh-Berufe spezial

Für alle, die viel, zu viel auf den Beinen sein müssen!

Hier handelt es sich aus verständlichen Gründen nicht um ein umfassendes Körpertraining, sondern um eine Art Soforthilfe, um die Belastung rechtzeitig zu vermindern.

Nun geht es speziell um die Überforderung der Beine! Welche Folgen hat andauerndes Stehen? Worauf ist zu achten? Was kann man zum Ausgleich tun?

Die Folgen:

- Anschwellen der Beine und Zirkulationsschwäche.

- Förderung der Bildung von Krampfadern oder Venenstau.

- Bei Müdigkeit einseitige Belastung der Beine, darauf folgt eine Verschiebung des Beckens, ein Hüftknick, mitunter sogar Hohlkreuzhaltung.

- Wunsch nach Berufswechsel, wenig Freude an der Tätigkeit.

- Müdigkeit und »Frust« nach getaner Arbeit.

Worauf ist zu achten:

- Richtig, das heißt »gesund« stehen (Hinweis im Kapitel »Richtig stehen«).

- Schon bei den ersten Ermüdungszeichen die Beine entlasten: vorübergehend sitzen und die Beine lockernd schütteln. Besser noch: Legen Sie die Beine hoch, dazu findet man stets eine Gelegenheit.

- Abends Übungen zur Entspannung machen, um einen Venenstau zu verhindern (Kapitel: Entspannung bei müden Beinen).

Die folgenden Übungen sind auch während der Arbeitszeit durchführbar und weder schweißtreibend noch besonders auffallend.

1

Eine Sitzgelegenheit suchen,
denn nun sollen die Beine möglichst
entlastet sein.

Übungsablauf:
Abwechselnd das eine, dann das andere
Bein locker vorschleudern, den
Unterschenkel immer wieder in die
senkrechte Stellung zurückbringen.
Je nach Temperament und Kniegelenkigkeit
können die Beine immer höher fliegen.
20-mal wiederholen!

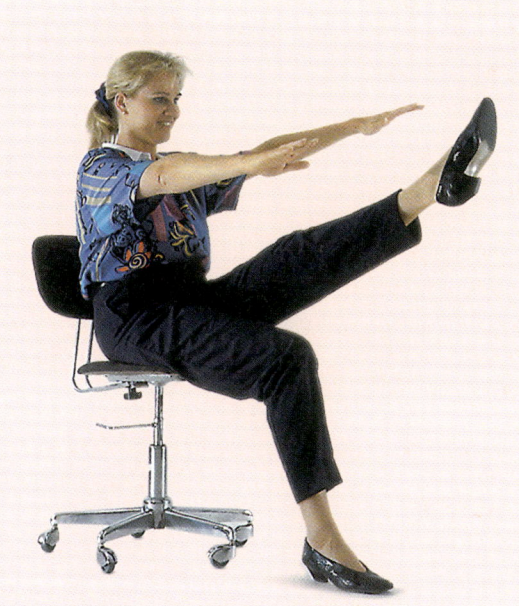

2

Die Füße stehen auf dem Boden, die
Arme seitlich hängen lassen.

Übungsablauf:
Mit Schwung beide Knie
in Richtung Oberkörper
heben, dabei ausatmen, damit die
Bauchmuskeln »arbeiten« können, die
Arme zugleich seitlich heben. Dann
wieder senken.
10-mal langsam, dann noch 10-mal
rasch wiederholen.

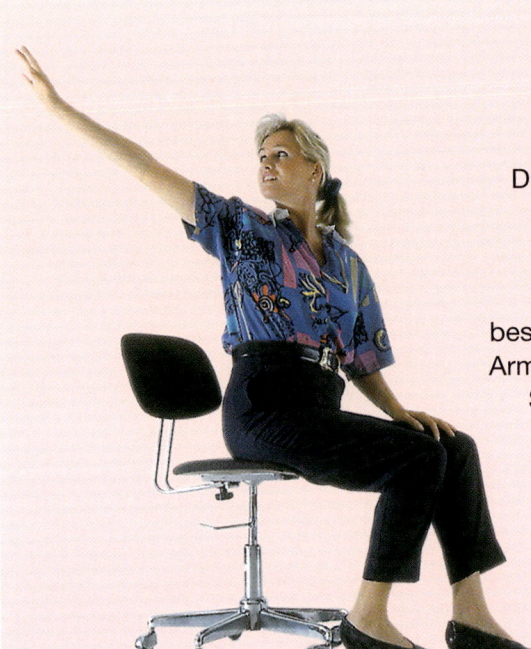

3

Die Beine stehen entlastet auf dem Boden, die Arme neben dem Körper hängen lassen.

Übungsablauf:
Mit dem rechten Arm seitlich große Kreise beschreiben, dabei immer beim Hochstrecken des Armes zugleich die Füße fest zum Boden drücken. So werden sowohl die Rücken- als auch die Oberschenkelmuskeln gekräftigt.
Je Arm 10-mal kreisen.

4

Im Sitzen die Unterschenkel senkrecht zum Boden stellen, die Hände stützen von außen auf den Stuhl.

Übungsablauf:
Knie betont vordrücken, damit das Becken etwas heben, auch die Fersen vom Boden heben, ausatmen. Langsam wieder hinsetzen, entspannen, einatmen.
Beim Vordrücken der Knie die Dehnung an den Oberschenkeln spüren,
Po anspannen! Mehrmals wiederholen.

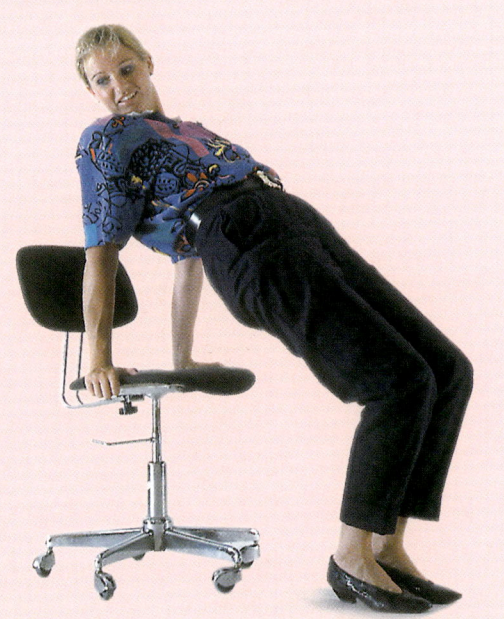

5

Im Sitzen die Füße in Hüftbreite aufstellen, die Arme kreuzen und die Hände an die Innenseiten der Knie legen.

Übungsablauf:
Gegen den Widerstand der Hände die Knie aneinander drücken wollen, dabei ausatmen. Wieder entspannen, aufrichten, einatmen.
10-mal wiederholen.

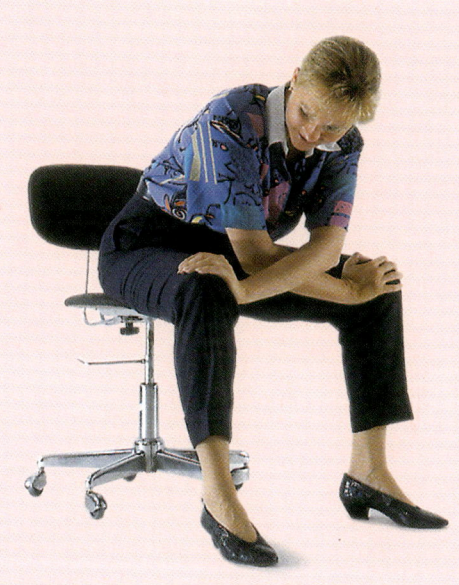

6

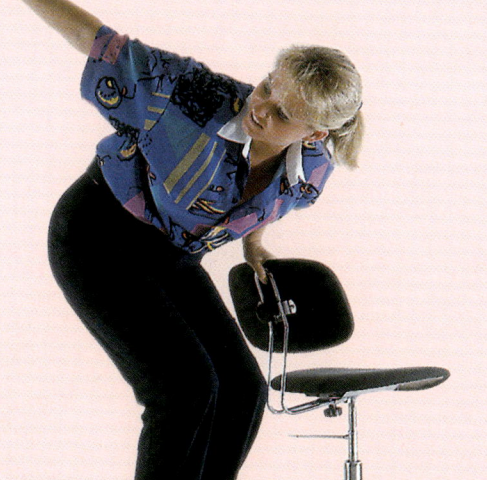

Im Stehen mit der linken Hand auf die Rückenlehne stützen, Füße zusammen.

Übungsablauf:
Rechten Arm am Körper vorbei weit nach hinten schwingen. dabei die Beine beugen, im Rücken nachgeben, ausatmen. Dann wieder zur Streckung aufrichten, einatmen.
10-mal wiederholen, dann ebenso schwungvoll mit dem anderen Arm weitermachen.

Entspannung bei müden Beinen und gegen Venenstau

Es war ein harter Arbeitstag, sowohl die Berufstätigkeit als auch die Aufgaben im Haushalt hatten es auf die Beine abgesehen. Was kann man also tun, um den Feierabend noch angenehm zu gestalten, woher die Energie schöpfen, nicht nur einsatzfreudig, sondern auch frisch und munter zu wirken?

Lassen Sie sich nur nicht unterkriegen! Einfach gesagt, doch wie kann ein bisschen Gymnastik Entspannung bringen und den Gemützustand aufheitern?

Gehen wir der Ursache wieder einmal auf den Grund! Wie kann es zu dieser Übermüdung kommen, so kräfteraubend war die Tätigkeit doch gar nicht? Hatte man nicht rechtzeitig »die Bremse gezogen«, allzu viel sich vorgenommen, in Hektik und unter Stress gearbeitet?

Lauter Fragen, die man ganz leicht beantworten kann: Man hatte die Warnzeichen übersehen, besser gesagt »überfühlt«.

Die Beine taten ja schon lange weh, aber man arbeitete trotzdem weiter. Auch Rücken und Schulter mahnten, man beachtete diese Warnzeichen jedoch einfach nicht. Es wäre doch gar nicht notwendig, es bis zur Erschöpfung zu treiben!

Daher einige Tipps:

- Jede körperliche Tätigkeit so kräfteschonend wie nur möglich ausführen (Kapitel »Richtig heben«).

- Zwischendurch pausieren, im Sitzen oder Liegen entspannen, durch leichte Gymnastik bewusst Entspannung in die Beine bringen. Dazu braucht es nur ein bisschen Ruhe und Konzentration!

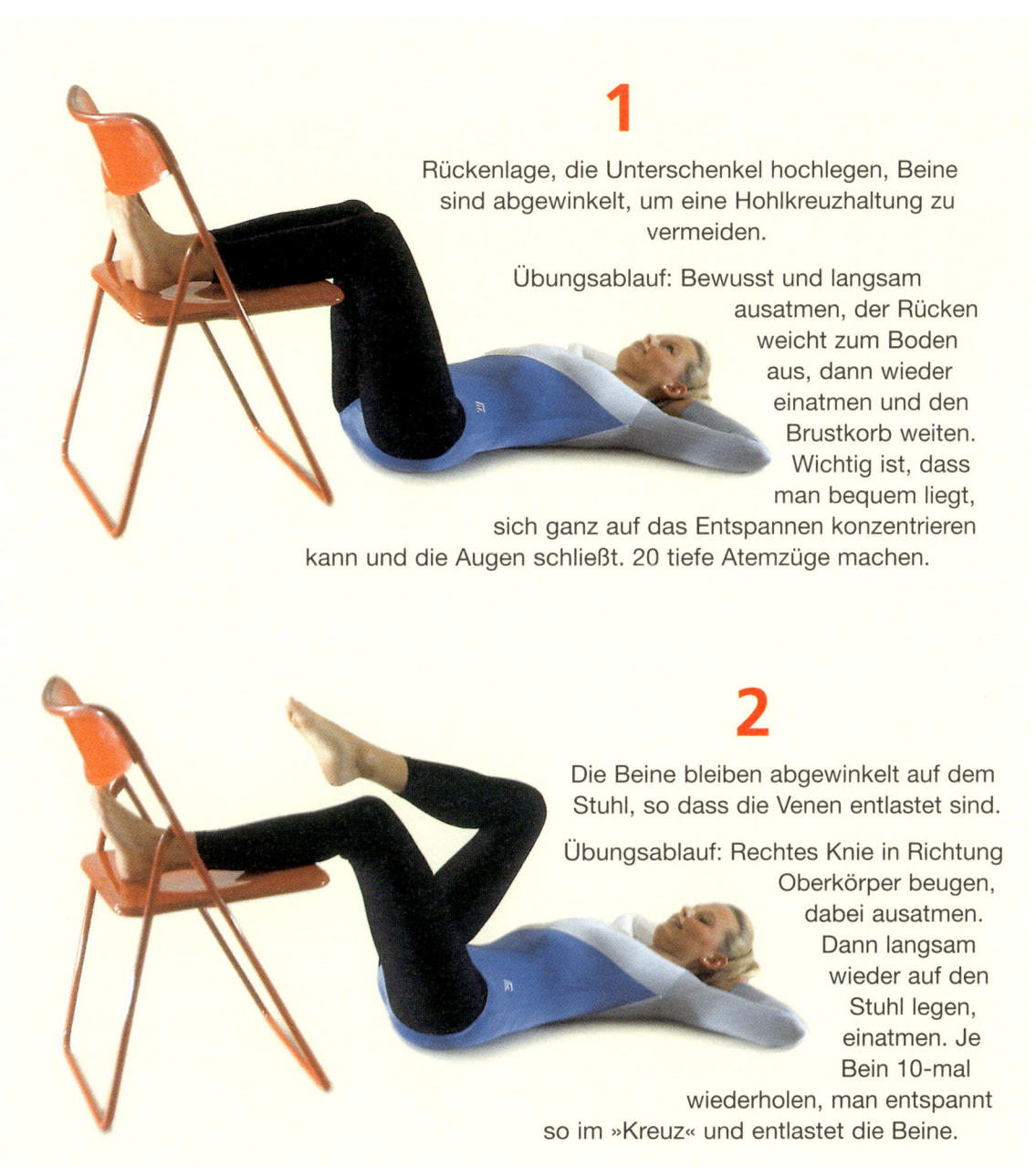

1

Rückenlage, die Unterschenkel hochlegen, Beine sind abgewinkelt, um eine Hohlkreuzhaltung zu vermeiden.

Übungsablauf: Bewusst und langsam ausatmen, der Rücken weicht zum Boden aus, dann wieder einatmen und den Brustkorb weiten. Wichtig ist, dass man bequem liegt, sich ganz auf das Entspannen konzentrieren kann und die Augen schließt. 20 tiefe Atemzüge machen.

2

Die Beine bleiben abgewinkelt auf dem Stuhl, so dass die Venen entlastet sind.

Übungsablauf: Rechtes Knie in Richtung Oberkörper beugen, dabei ausatmen. Dann langsam wieder auf den Stuhl legen, einatmen. Je Bein 10-mal wiederholen, man entspannt so im »Kreuz« und entlastet die Beine.

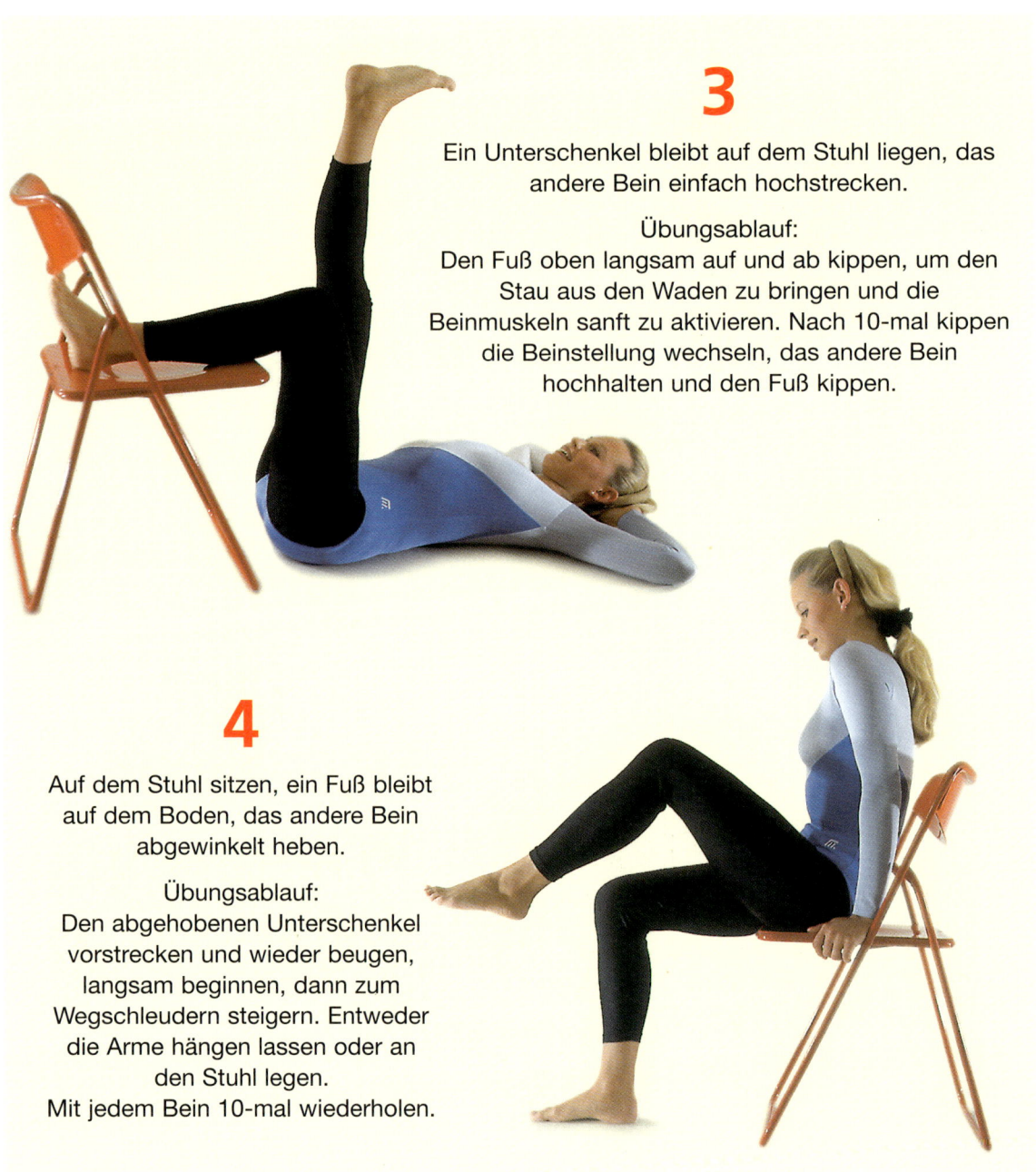

3

Ein Unterschenkel bleibt auf dem Stuhl liegen, das andere Bein einfach hochstrecken.

Übungsablauf:
Den Fuß oben langsam auf und ab kippen, um den Stau aus den Waden zu bringen und die Beinmuskeln sanft zu aktivieren. Nach 10-mal kippen die Beinstellung wechseln, das andere Bein hochhalten und den Fuß kippen.

4

Auf dem Stuhl sitzen, ein Fuß bleibt auf dem Boden, das andere Bein abgewinkelt heben.

Übungsablauf:
Den abgehobenen Unterschenkel vorstrecken und wieder beugen, langsam beginnen, dann zum Wegschleudern steigern. Entweder die Arme hängen lassen oder an den Stuhl legen.
Mit jedem Bein 10-mal wiederholen.

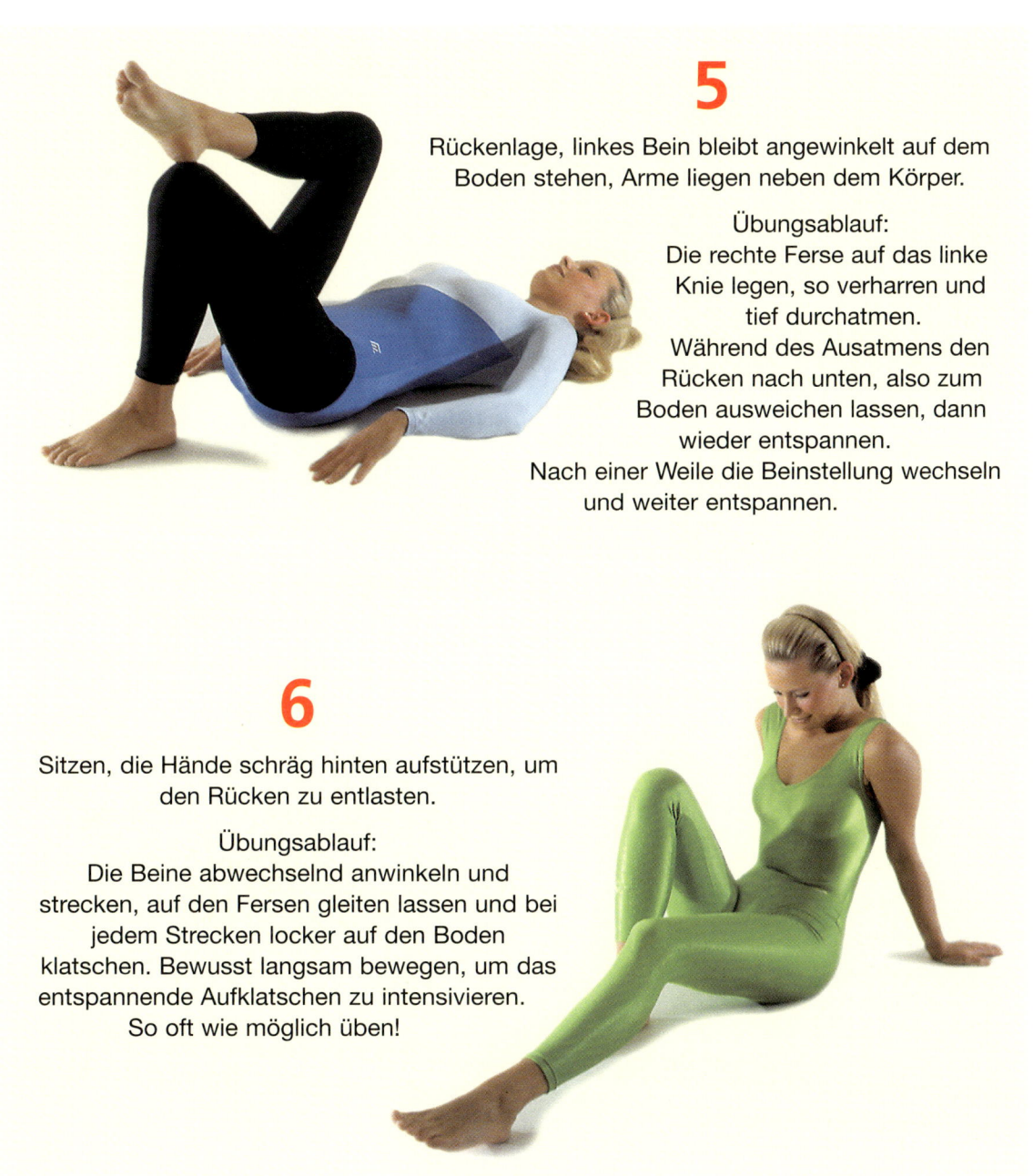

5

Rückenlage, linkes Bein bleibt angewinkelt auf dem Boden stehen, Arme liegen neben dem Körper.

Übungsablauf:
Die rechte Ferse auf das linke Knie legen, so verharren und tief durchatmen.
Während des Ausatmens den Rücken nach unten, also zum Boden ausweichen lassen, dann wieder entspannen.
Nach einer Weile die Beinstellung wechseln und weiter entspannen.

6

Sitzen, die Hände schräg hinten aufstützen, um den Rücken zu entlasten.

Übungsablauf:
Die Beine abwechselnd anwinkeln und strecken, auf den Fersen gleiten lassen und bei jedem Strecken locker auf den Boden klatschen. Bewusst langsam bewegen, um das entspannende Aufklatschen zu intensivieren.
So oft wie möglich üben!

Mehr Haltung bitte!

Wie sitzt man richtig?

Diese Frage wird meist gestellt, wenn es um drohende Rückenschmerzen geht. Doch darf nicht übersehen werden, dass die Sitzgewohnheiten auch auf die Beine Einfluss haben. Im Kapitel »Sitz-Berufe« wurde dazu bereits Wesentliches gesagt, doch denkt man auch außerhalb der Berufszeit an ein vernünftiges Verhalten?

Dazu folgende Empfehlungen:

- Sitzmöbel bevorzugen, die nicht nur dem Rücken eine ideale Stütze bieten, sondern auch die Füße bei senkrechter Stellung der Unterschenkel entlasten.

- Der Schwerpunkt des Körpers soll auf dem Becken ruhen, durch aktive Bauch- und Beckenmuskeln den Rücken aufrecht halten.

- Die Füße stehen auf dem Boden der Beckenbereich bleibt stabil. Die Unterschenkel weder um das Stuhlbein schlingen, noch die Beine übereinander schlagen. Beides hemmt die Zirkulation!

Vorübergehend kann man ruhig einmal lässig sitzen, sich total »hängen lassen«, Nacken und Schultern entkrampfen. Doch sollte man bald wieder zu einer der Gesundheit zuträglichen aufrechten Haltung zurückfinden, damit die Beine nicht »einschlafen«.

Nicht nur Bürosessel sind mit Bedacht auszuwählen, auch Ihr Sessel beim Esstisch oder Basteltisch hat beim Wohlbefinden Ihrer Beine einiges beizutragen.

Falsch:

- Alle Muskeln des Körpers sind inaktiv, man hängt förmlich auf dem Stuhl.

- Die Beine sind irgendwie und irgendwo gelagert, also ohne stützende Funktion.

- Die Muskeln erschlaffen, eine Durchblutung der Beine wird förmlich verhindert, sie schlafen ein.

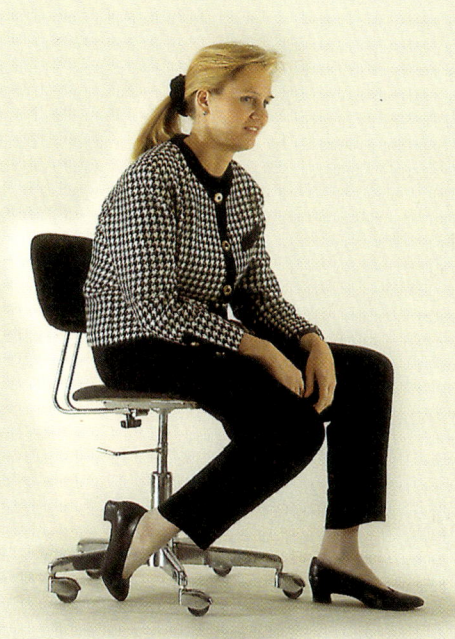

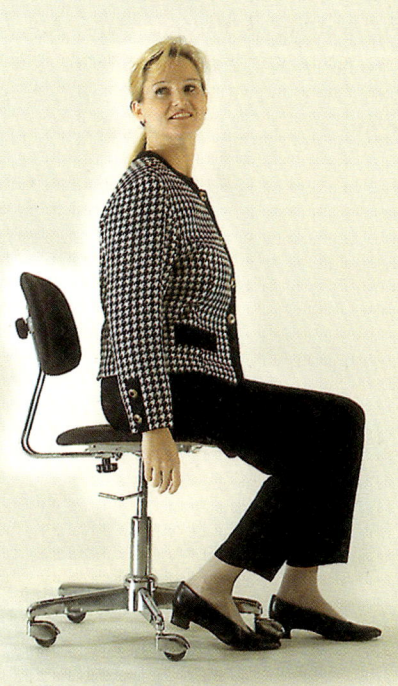

Richtig:

- Durch die Aktivierung der Rückenmuskeln richtet man sich automatisch auf.

- Die Beckenstellung wird korrigiert.

- Man hat dadurch die Chance, die Füße bewusst auf dem Boden abzustellen.

- Die Unterschenkel sind annähernd senkrecht zum Boden, so dass ab und zu ein Bein durch Schütteln mobilisiert werden kann.

Wie hebt man richtig?

Wer hat nicht schon beim Heben eines Koffers oder einer Bierkiste plötzlich einen »Stich« im unteren Rückenbereich verspürt? Nicht die Last war zu schwer, sondern der Krafteinsatz war falsch. Ganz schlimm wird es, wenn zugleich mit der Hebeanstrengung auch eine Drehbewegung des Rückens erfolgt. Die Schwachstelle an der Lendenwirbelsäule rebelliert.

Erinnern Sie sich an den Physik-Unterricht! Je länger der Hebelarm – die Last weit weg vom Körper –, umso größer der Druck – in diesem Fall auf die Wirbelsäule, denn die Beine haben beim Heben in gebückter Haltung keine unterstützende Funktion. Je näher beim Körper man die Last hebt, umso geringer ist die Beanspruchung im »Kreuz«.

Für unsere Beinarbeit von Bedeutung: Wenn man beim Bücken die Knie etwas abwinkelt, wird man die Last beim Strecken und Hochdrücken leichter vom Boden hochbringen.

Dazu folgende Empfehlung:

- Die eigene Kraft vernünftig einschätzen, lieber zweimal als einmal und somit zu schwer heben.

- Beim Beugen und Aufrichten soll der Rücken in gleicher Position bleiben.

Dies ist nur möglich, wenn man bewusst die Knie etwas beugt.

- Während des Hebens niemals einatmen, sondern ausatmen. Durch das Einatmen würden die Bauchmuskeln außer Funktion gesetzt, könnten also nicht aktiv mithelfen.

- Das geringe Kniebeugen und wieder Hochdrücken bringt ein gewünschtes Muskeltraining – besonders für die Oberschenkel!

Falsch:

- Zu weit weg vom Gewicht stehen.

- Die Beine sind gestreckt.

- Der Rücken ist vorgeneigt, so dass beim Heben der Last der größte Druck auf dem Bereich der Lendenwirbelsäule lastet.

- Wenn man auch noch die Luft anhält, kommt es zu einer plötzlichen Blutdrucksteigerung.

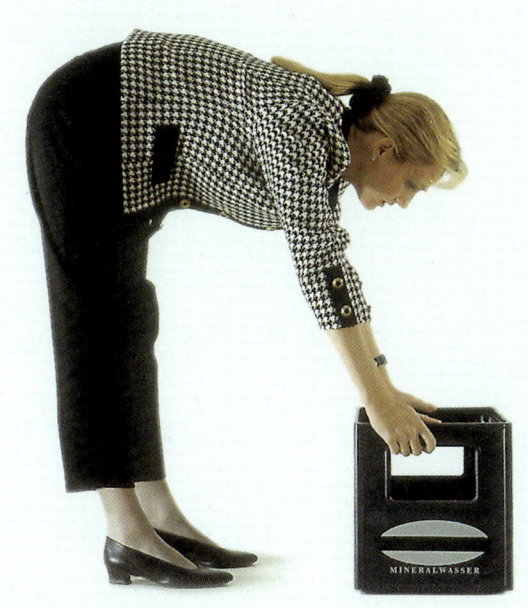

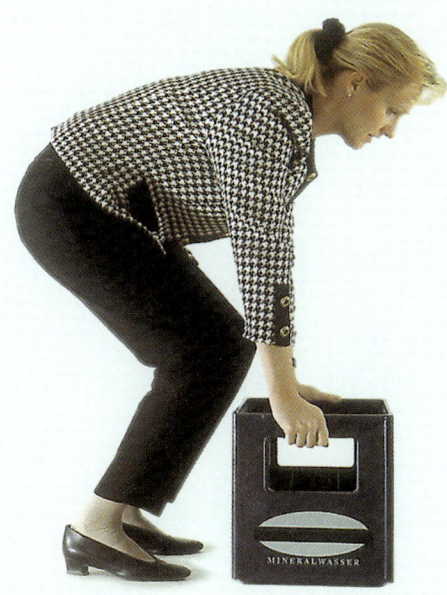

Richtig:

- Knapp bei der Last stehen.

- Füße zur Standsicherheit in Hüftbreite stellen.

- Die Wirbelsäule soll während des Hebens annähernd in gleicher Position bleiben können.

- Die Knie beugen und die Last nahe am Körper mit Hilfe der Bein-streckung heben.

- Bewusst ausatmen.

Wie bückt man sich richtig?

Immer wieder kann man beobachten, dass sich die meisten Menschen mit gestreckten Beinen vorneigen um etwas aufzuheben oder auf den Boden zu legen.

Warum werden die Beingelenke so oft geschont, anstatt sie ganz bewusst zu bewegen. Und wie verhalten Sie sich bei den verschiedenen Haus- und Gartenarbeiten?

Dabei wäre gerade beim Bücken die Gelegenheit, den Beinen Gutes zu tun, um deren Kraft und Gelenkigkeit zu erhalten.

Dazu folgende Empfehlungen:

- Sich nie mit parallel stehenden und gestreckten Beinen bücken.

- Einen Fuß eine Schrittlänge vorstellen und dann leicht vorgeneigt die Knie etwas abwinkeln. Ihr Rücken ist dafür dankbar. Tatsächlich sind die meisten Rückenschmerzen auf dieses Fehlverhalten zurückzuführen.

- Bei der Gartenpflege, z. B. Unkraut zupfen, ist Knien auf einer weichen Unterlage auf zumindest einem Knie besser, als ständig in gebückter Haltung zu verharren. Es kommt nur auf einen Versuch an!

- Sollte das Hinknien nicht möglich sein, weil die Gelenke streiken, dann überlassen Sie diese Arbeit doch lieber einem Familienmitglied oder guten Freunden!

Falsch:

Mit durchgestreckten Beinen den Oberkörper vorneigen, um sich dann mühsam – nur mit Einsatz der Rückenmuskulatur – wieder aufzurichten. Spätestens in zwei oder drei Jahren und bei wiederholter »Sünde« gegen die Gesundheit rächt sich dieses Fehlverhalten.
Die Beine profitieren auf diese Weise überhaupt nicht und der Rücken leidet.

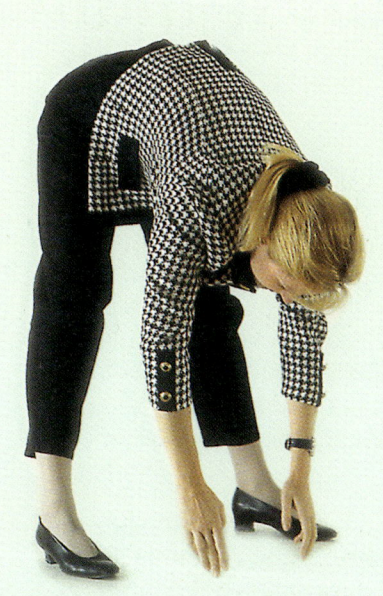

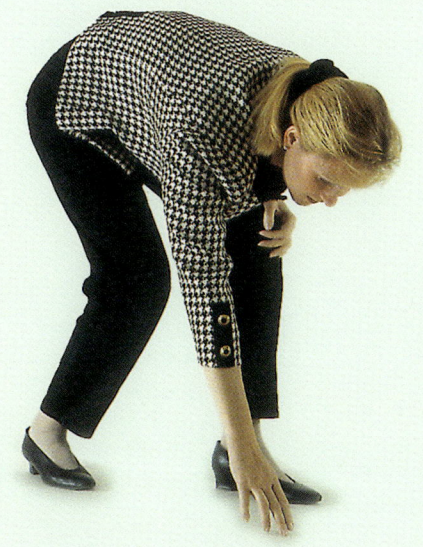

Richtig:

Einen Fuß eine Schrittlänge vorstellen, dann elastisch in den Knien nachgeben und sich tief hinunterneigen. Beim Aufrichten kommen die Beinmuskeln so richtig zum Einsatz, denn der Oberkörper und der Rücken werden durch das Strecken der Beine hochgedrückt und die Rückenmuskeln werden entlastet und unterstützt.

Wie trägt man richtig?

Würde man schwere Lasten auf beide Arme gleich verteilen, käme es nie zu einer einseitigen Belastung der Schulter und des Rückens und zu einer Beckenverschiebung. Die Bauch- und Beckenmuskulatur wirkt stabilisierend auf den Rücken. Bei einer Verschiebung des Beckens wird sowohl diese Muskelwirkung unmöglich als auch die gleichmäßige Belastung der Beine!

Ein Bein kommt verstärkt zum Einsatz, die Muskeln, Gelenke und auch die Bänder im Kniegelenk werden überfordert.

Vermeiden Sie das Schleppen zu schwerer Lasten! Es gibt Koffer, die man auf Rädern an einer Schlaufe hinter sich herziehen kann, und Einkaufstaschen mit ähnlicher Ausstattung. Wozu also die schädliche Plage?

Dazu folgende Empfehlungen:

- Beim Tragen von Lasten aufrecht gehen. Dadurch wird der Druck auf die Wirbelsäule gleichmäßiger verteilt und die Beine sind ausgeglichen gefordert.

- Lieber zwei Taschen tragen, als sich mit einer besonders schweren zu plagen – Ihrem Rücken zuliebe!

- Die Beine sind gleichmäßig belastet, wenn man diese Zweiteilung bevorzugt.

Alle Empfehlungen über richtiges Tragen, Sitzen, Heben usw. scheinen auf den ersten Blick überflüssig, wenn es um die Beine geht, doch eben diese »Nebensächlichkeiten« sind von Bedeutung, wenn Sie Ihre Beine schonend einsetzen möchten.

Falsch:

Nur ein Arm und eine Schulter sind extrem belastet. Das Becken kippt wie zur Unterstützung in Richtung Gewicht. Die Beine sind ungleich gefordert und tragen wenig zur Erleichterung der Aufgabe bei. Ihr Rücken und die Bandscheiben kommen unter Druck. Auch beschwingtes Gehen wird unmöglich.

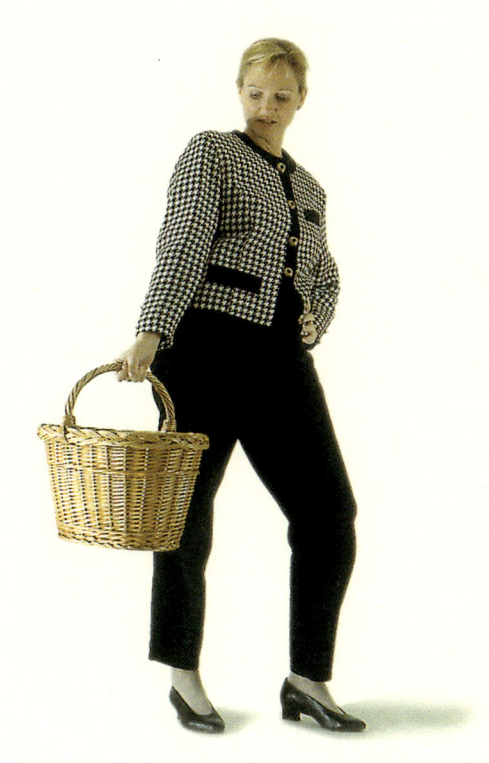

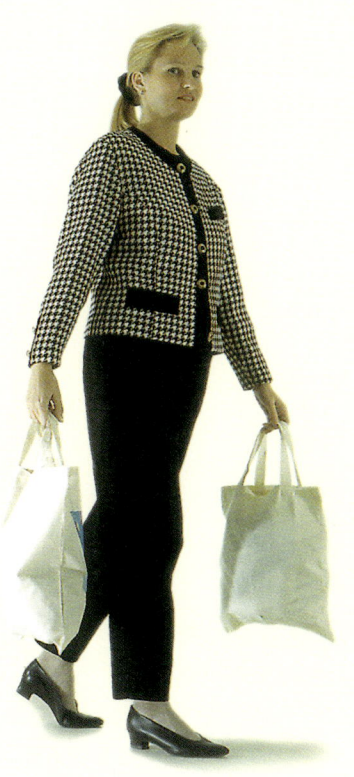

Richtig:

Die Last auf beide Arme annähernd gleich verteilen. Dadurch bleibt der Rücken gerade, die Schultern sind gesenkt und entspannt. Die Füße können tüchtig ausschreiten, so dass Ihre Beine bei jedem Schritt zum Einsatz kommen. Bedenken Sie die positive Wirkung auf die Beinmuskeln.

Wie steht und geht man richtig?

Besonders Berufstätige, die zu langem Stehen angehalten sind, müssen jede einseitige Belastung vermeiden. Keinesfalls darf man längere Zeit nur ein Bein belasten und somit überanstrengen.

Gehen bringt gegenüber langem Stehen etliche Vorteile!
Die Beinmuskeln werden bei jedem Schritt mobilisiert und die Gefahr einer Beckenverschiebung ist gering, doch ist auch hier Selbstkontrolle empfohlen!

Dazu folgende Empfehlungen:

Beim Stehen:

- Körpergewicht auf beide Beine gleich verteilen!

- Die Zehen bewusst zum Boden drücken, um die Standsicherheit zu garantieren.

- Den Körper von den Beinen aufwärts strecken, also die Muskeln unbewusst in Spannung halten.

Beim Gehen:

- Jedes langsame und gebückte Gehen vermeiden, denn sonst würde man bei jeder Vorwärtsbewegung mit neuer Kraft ansetzen müssen, der Gang würde an Schwung verlieren.

- Die Beine bewegen sich aus dem Hüftbereich und holen locker aus.

- Die Arme seitlich mitschwingen lassen, der Rücken ist gerade und man schaut zielbewusst nach vorn.

- Lieber flott vorwärts eilen als langsam »schleichen«! Wer einmal einen gebrechlichen Menschen langsam begleiten musste, weiß, wie ermüdend diese aufgezwungene Gangart ist.

Falsch stehen:

- Ein Bein wird extrem belastet, dadurch entsteht eine seitliche Verschiebung des Beckens und ein einseitiger Druck auf die Wirbelsäule und besonders die Bandscheiben im Kreuzbereich.

- Die Arme sind vor dem Körper »verschlungen«, dadurch hängen die Schultern.

- Die Haltung und die Atmung sind miserabel.

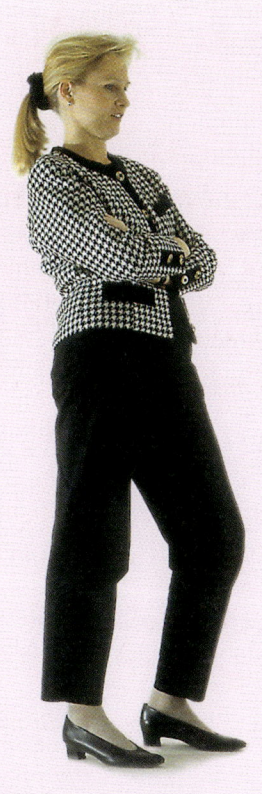

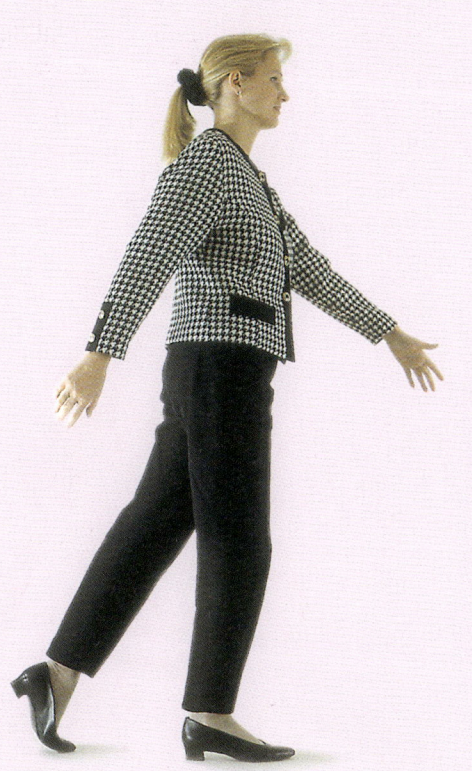

Richtig gehen:

- Schwungvoll ausschreiten.

- Die Körperhaltung ist locker und aufrecht.

- Die Arme pendeln seitlich mit.

- Die Beine sind bei jedem Schritt voll in Aktion.

- Die Schrittlänge richtet sich nach Ihrer Beinlänge, nach der Kraft der Beingelenke und -muskeln und nach Ihrem Temperament!

Gymnastik gegen Cellulite

Zum Erfolg gegen Cellulite braucht man ein paar wesentliche zusätzliche Programmpunkte:

1. Reduktionsdiät, um die Fettablagerung abzubauen bzw. diese überhaupt zu verhindern.

2. Eine gezielt eingesetzte Massage durch eine erfahrene Fachkraft, wobei man zwischen Handmassage und maschinell erfolgender Massage (Rütteltricks, Saugglocke u. ä.) wählen kann.

3. Tägliche Selbstmassage an den bewussten Stellen (siehe Kapitel »Durchblutung anregen«).

4. Vor allem eine sinnvolle Gymnastik, die sowohl straffend als auch zirkulationsanregend wirkt.

Man muss von außen und innen gegen Cellulite ankämpfen. Leider handelt es sich dabei auch um eine ererbte Veranlagung, wenn unerwünschte Fettklümpchen zwischen Haut und Muskulatur sesshaft werden.

So wirkt Gymnastik

Durch die Wechselwirkung von Muskelspannung und -entspannung wird der Stoffwechsel angeregt und Fett abgebaut.

Es genügt daher nicht irgendeine Übung, sondern es müssen jene mit Ausdauer und

täglich durchgeführt werden, die zur Aktivierung der Beinmuskeln anregen. Befolgen Sie besonders jene Tipps aus den Kapiteln »Angriffspunkt Oberschenkel« und »Durchblutung anregen«.

Was soll vermieden werden?

Allzu langes Sitzen, fettreiche Ernährung, zu wenig muskelstraffende Bewegung – auch im Sport gibt es eine große Auswahl, um Cellulite zu verdrängen, denken Sie an Schilanglaufen und Wassergymnastik! Geruhsames Schwimmen im Sinne von »Nur-über-Wasser-halten« ist hier zu wenig. Die Beinmuskeln müssen »arbeiten«.

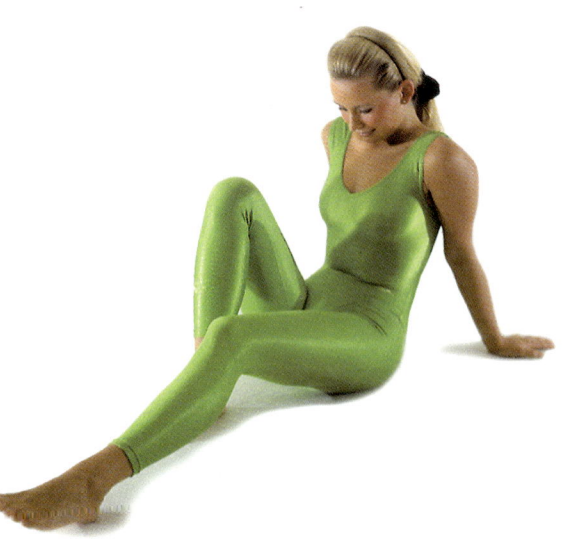

Die Durchblutung anregen

Neben aktiver Muskelarbeit im Sinne von wirksamer Gymnastik, außer einem den Beinen zuträglichen Verhalten im Alltag, sollte man ihnen Gutes tun durch

- Kneippgüsse,
- Wassertreten,
- Massagetricks zum Selbermachen und
- Bürstenmassage.

Alle drei Möglichkeiten gehören zur Körper- und Gesundheitspflege.

Mit etwas Konsequenz und ein paar Minuten Zeit wäre es so einfach sich selber zu helfen.

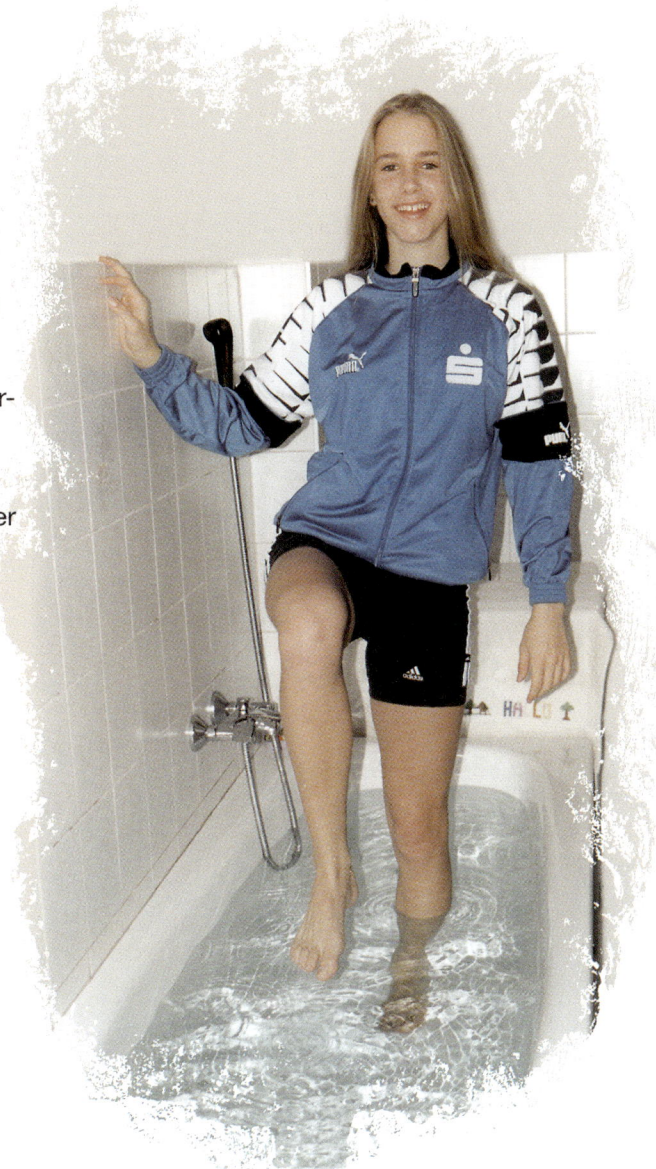

Kneipp-Güsse

Die Behandlung mit fließendem kaltem Wasser war schon im Altertum durch den bedeutenden griechischen Arzt Hippokrates bekannt. Doch Weltruhm erlangte sie erst durch den Schöpfer der Wasserkur Sebastian Kneipp (1821 – 1897) aus Bad Wörishofen.

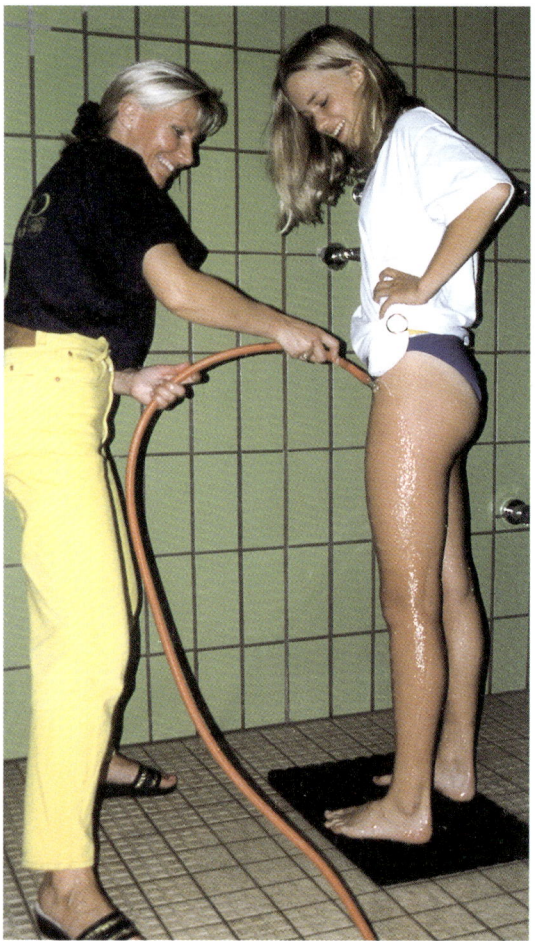

Zur Jahrhundertwende gehörte es in vornehmen Kreisen zum guten Ton barfuß durch Schnee zu stapfen oder im Wasser zu treten.

Heute ist die Hydro-Therapie aus keinem Gesundheitsplan mehr wegzudenken. Nutzen Sie also die Erkenntnisse von Pfarrer Kneipp – Ihren Beinen zuliebe!

Und so wird es gemacht

Da es hier in erster Linie um Durchblutungsanregung geht, werden Schenkel- und Kniegüsse zur Anwendung kommen. Wer eine Berührung mit kaltem Wasser vermeiden muss, z. B. bei chronischen Gelenkproblemen oder bei Beschwerden im Nieren-Blasen-Bereich, wählt einfach lauwarmes, denn es geht nicht nur um eine Reiztherapie, sondern auch um die anregende Massagewirkung durch den Wasserstrahl.

Kalte Güsse

Kalte Güsse darf man immer nur auf einen warmen Körper verabreichen. Nach jeder Kaltanwendung muss man für rasche Wiedererwärmung, z. B. durch Bewegung, sorgen. In der Duschkammer den Schlauch ungefähr 15 cm von Knie oder Schenkel entfernt halten und das Wasser unter geringem Druck abfließen lassen.

Man beginnt immer herzfern, d. h. bei der rechten kleinen Zehe. Dann gießt man hinauf bis knapp übers Knie, fährt oberhalb des Knies hin und her und über die Wade hinunter. Dann verfährt man genauso mit dem linken Bein. Zum Schluss werden die Fußsohlen begossen. Beim Schenkelguss dehnt man die Begießung einfach bis zur Hüfte aus. Die Dauer der Anwendung richtet sich nach der Verträglichkeit. Man fühlt sich sofort angenehm belebt – allein durch die Steigerung der Durchblutung.

Wechselgüsse finden dann Anwendung, wenn man eine besonders gute Durchblutung erreichen will. Besonders angenehm und empfehlenswert bei chronisch kalten Füßen! Vor dem kalten Guss zuerst eine warme Begießung mit einer Temperatur von 35 bis 37 °C, bis die Haut gut durchwärmt ist und auf den Kaltreiz, der nur kurz erfolgen soll, reagieren kann. Zweimal wechseln: warm – kalt – warm – kalt.

Wechselbäder

Wechselbäder sind eine angenehme Methode, die Zirkulation in den Beinen anzuregen. Zwei nebeneinander stehende Kübel sind gefüllt mit a) warmem, noch verträglichem Wasser und b) mit kaltem. Zuerst werden die Beine bis in Höhe der Kniekehle in das warme Wasser gestellt, ungefähr 5 Minuten »genießen«, dann rasch ins kalte wechseln und dort nur 10 bis 20 Sekunden verweilen. Schon nach zweimaligem Wechsel fühlt man sich wie mit neuen Beinen! Wie bei der anregenden Schockwirkung des Saunabadens geht es hier um die durchblutungsfördernde Anregung.

Wassertreten oder sogar Laufen im Schnee wirkt wie ein Jungbrunnen auf die Beine. Im Storchenschritt vorwärts oder auf der Stelle gehen.

Wichtig dabei ist, dass die Füße abwechselnd aus dem kalten Nass kommen. Man soll sich ja nicht erkälten, sondern die Zirkulation auf natürlichste Weise in den Beinen anregen.

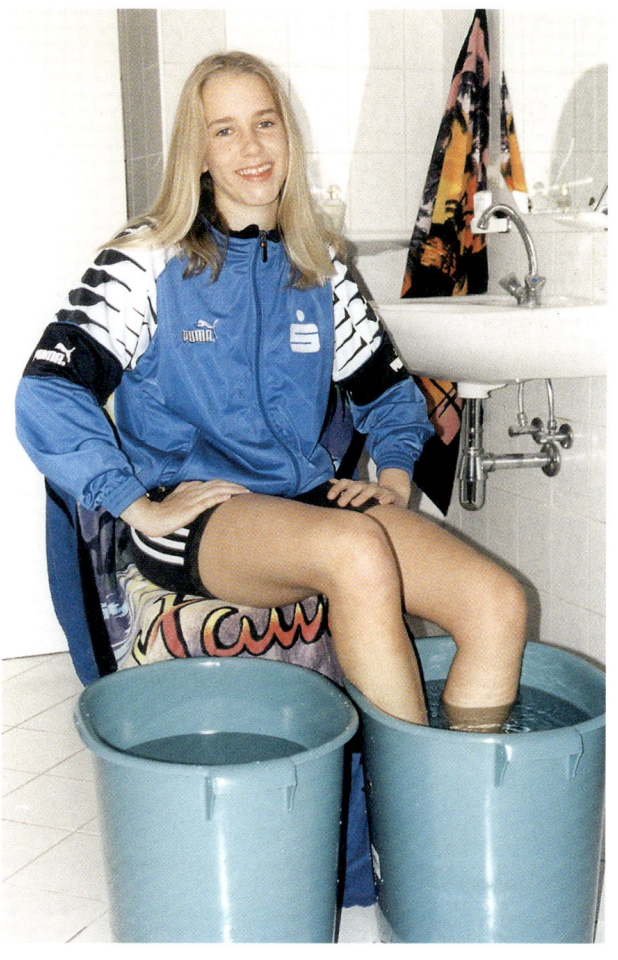

Massage-Tricks zum Selbermachen

Stürzen wir uns gleich auf die Teilmassage, die besonders den Beinen zugute kommt. Wie nützlich ist es doch, wenn man zur Selbsthilfe greifen kann – im wahrsten Sinne des Wortes. Es muss ja nicht immer einen Ganzkörpermassage durch eine Fachkraft sein, wenn man übermüdete Beine hat, Fettpolster los werden und die Zirkulation anregen möchte.

Wichtig: Bei diesen einfachen Knetgriffen stets nur einen entspannten Muskel bearbeiten, also das Bein so stellen oder legen, dass der Muskel weich anzufassen ist. Außerdem sowohl die Hände als auch die Körperstelle mit einem guten Massageöl »einfetten«, um die Haut gleitfähig zu machen.

Wann darf nicht geknetet werden?

- Wenn der Muskel entzündet ist.
- Wenn Sie zu Thrombosen neigen.
- Bei Krampfadern nicht kneten, sondern nur streichen!

So wird's gemacht!

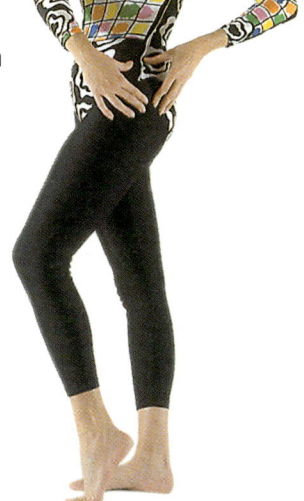

60

1

Oberschenkel

Den entspannten Muskel von oben packen
und nun tief greifend kneten.
Nicht oberflächlich kneifen, sondern langsam,
aber intensiv zwischen Daumen und die
übrigen Finger nehmen.
Beide Beine gleich ausdauernd behandeln.

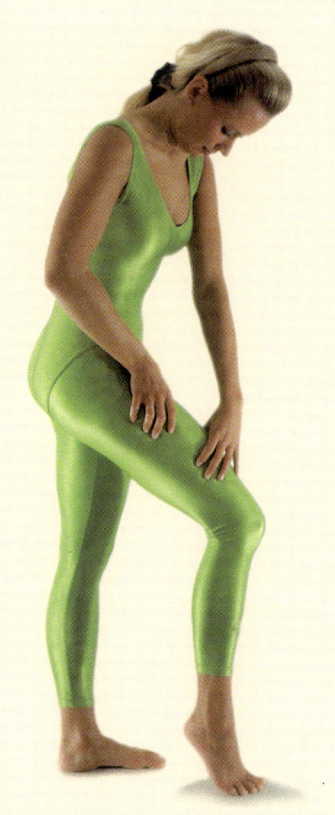

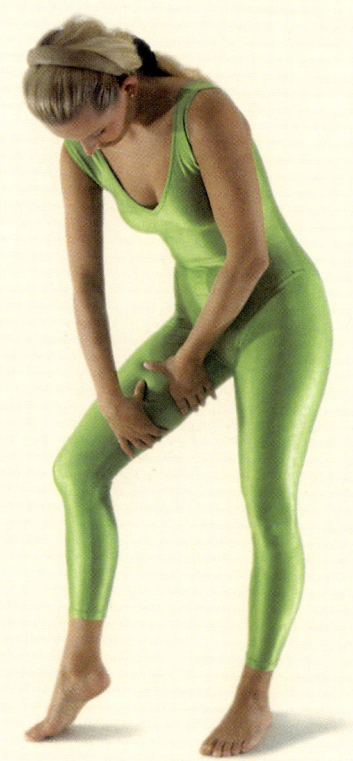

2

Oberschenkel-Innenseite

Bei untrainierten Beinen die Problemzone
Nummer eins! Ein Bein leicht abgewinkelt
vorstellen und nun die Innenseite tief greifend
abkneten, die Hände bis an die Rückseite des
Schenkels arbeiten lassen.
Den anderen Schenkel ebenso verwöhnen.

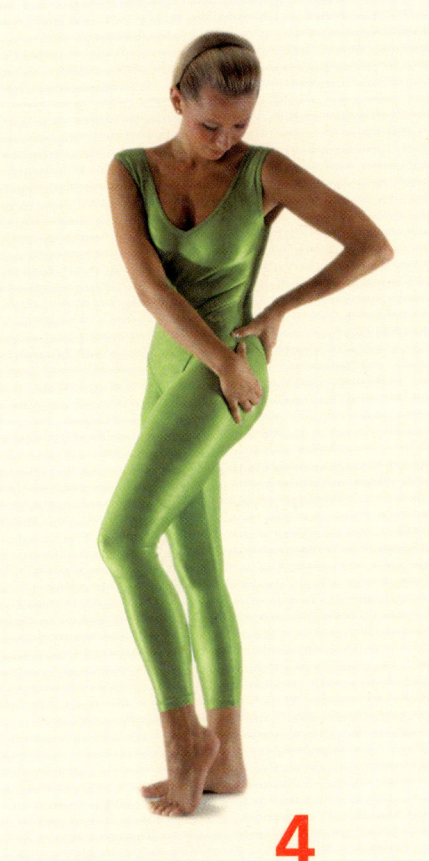

3

Hüftpartie

Auch die »Verlängerung« der Beine muss in Angriff genommen werden. Mit den Knetgriffen seitlich am Becken beginnen und dann abwärts bis zur Sitzfläche, sprich schlaffe Pomuskeln, wandern.
Hier soll besonders intensiv und ausgiebig massiert werden. Mit einer Seitdrehung des Oberkörpers kommt man an die richtigen Stellen.

4

Waden

Auf einem Stuhl sitzen – also auch während der Bürozeit und vor dem Fernseher möglich –, ein Bein leicht angewinkelt heben und nun die Wade von der Ferse aufwährts in Richtung Kniekehle durchkneten. Zwischendurch unter leichtem Druck nach oben streichen, dann wieder kneten. Bei Krampfadern nur streichen!
Das andere Bein ebenso verwöhnen.

5

Oberschenkel – im Sitzen

Ebenso wie im Stehen den entspannten Muskel von oben nehmen und tief greifend kneten.
Diese Selbsthilfe kann jederzeit genutzt werden, z. B. während einer Schreibarbeit und als Beifahrer im Auto.
Selbstverständlich werden beide Beine gleich intensiv geknetet.

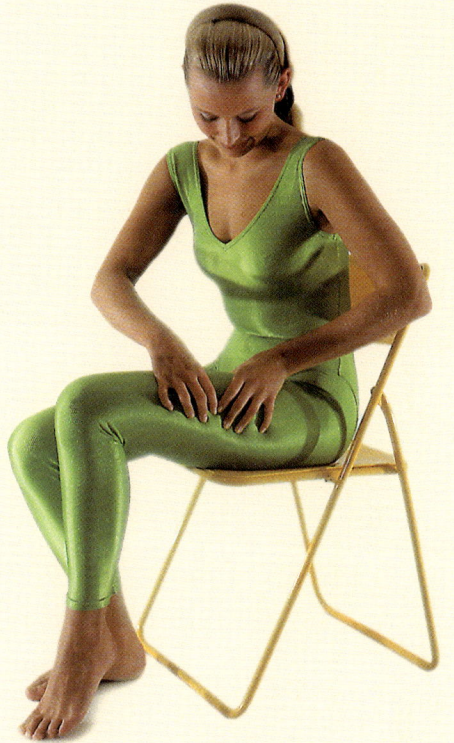

6

Massieren durch Rollübungen

Auf einer nicht zu weichen Unterlagen sitzen, die Füße nahe zum Becken stellen, Hände hinten aufstützen. Nun die Oberschenkel nach links, dann nach rechts senken, auf der Sitzfläche hin und her rollen, die Oberschenkel hörbar auf den Boden klopfen lassen. 20-mal hin und her rollen.

Bürsten-Massage

Außer den erwähnten Massagegriffen durch Kneten und Streichen empfiehlt sich die bewährte Durchblutungsanregung mit Hilfe einer mittelharten, trockenen Bürste.

Sie hat zusätzlich den Vorteil, dass der Körper angenehm erwärmt wird, dass sie bei Müdigkeit wohl tuend wirkt und besonders frühmorgens die »Lebensgeister« weckt. Schuppen werden von der Haut gebürstet, sie kann besser atmen und bleibt daher elastisch – alles Gründe, diese Streichmassage für unsere Beine zu nutzen.

Man bürstet im Stehen und kann gleich am frühen Morgen im Badezimmer damit beginnen. Eine zweckmäßige Körperbürste ist zur Hand – und schon kann's losgehen!

Man streicht zuerst unter leichtem Druck am rechten Bein aufwärts, beginnt bei der Wade und streicht hoch bis zur Sitzfläche. Dann auch die Innenseite des Beines bürsten – immer von unten nach oben in Richtung Herz. Ebenso das linke Bein abstreichen.

Um diese Bürstenmassage voll auszukosten, wird gleichfalls der rechte und der linke Arm massiert, auch die Bauchdecke und die Hüftpartie kommen an die Reihe. Hier werden mit sanftem Druck Kreise beschrieben.

So viel zur Anregung der Durchblutung in den Beinen, denn nur bei guter Zirkulation bleiben sie einsatzfreudig, belastbar und schön.

Welche Sportart soll man bevorzugen?

Gibt es tatsächlich ideale Sportarten, wenn es um die Beine geht? Ohne ein vernünftiges Maß an Beinbeherrschung wird man wenig Erfolg und somit wenig Freude finden. Doch muss man sich die Frage stellen: Welche Sportarten sind zu bevorzugen? Welche soll man eher meiden, überhaupt dann, wenn zum Beispiel die Kniegelenke nicht mehr stark belastbar sind? Liegt der Schwerpunkt eher auf Ausdauer oder mehr auf Kraft? Ein drastisches Beispiel lässt sofort die richtige Einschätzung erkennen: Bei Kraftsport sind die Beinmuskeln übertrainiert, zu einem plötzlichen Krafteinsatz vorbereitet, also eher zu muskulös um noch als schön zu gelten. Beim Ausdauersport, z. B. Laufen auf längere Distanzen, wird die Muskulatur gleichförmig aktiviert, jedoch nicht überfordert. Daher gibt es durch die anhaltende Wechselwirkung von Muskelspannung und -entspannung einerseits keine Chance für Fettablagerungen und andererseits keine übermäßig ausgeprägten Muskelpakete. Nehmen wir also die gängigsten Sportarten unter die Lupe, um deren Vor- und Nachteile vorzustellen. Hatte man zum Beispiel eine Knievereltzung, taucht die Frage auf, ob man weiterhin Tennis mit vollem Einsatz, also wettkampfmäßig spielen oder lieber auf eine andere Sportart »umsteigen« soll und wie man sich gezielt auf die Anforderungen vorbereiten kann, um auch ausreichend Kondition zu haben.
Vor allem: Schöne Beine dank Sport?

Mit Bein-Kondition starten

Außer den bisher in diesem Buch empfohlenen Aufgaben gibt es noch zusätzliche Spezialübungen für Schnellkraft und Ausdauer, die für alle Sportarten vorteilhaft sind. Ein standsicherer, etwas belastbarer Hocker steht gewiss zur Verfügung, um Ihr Übungsprogramm zu vervollständigen. Diese Übungen sind auch dann sinnvoll, wenn weniger an Kondition für das Sporttreiben, sondern an Abwechslung und noch mehr Bewegungseinsatz gedacht wird.

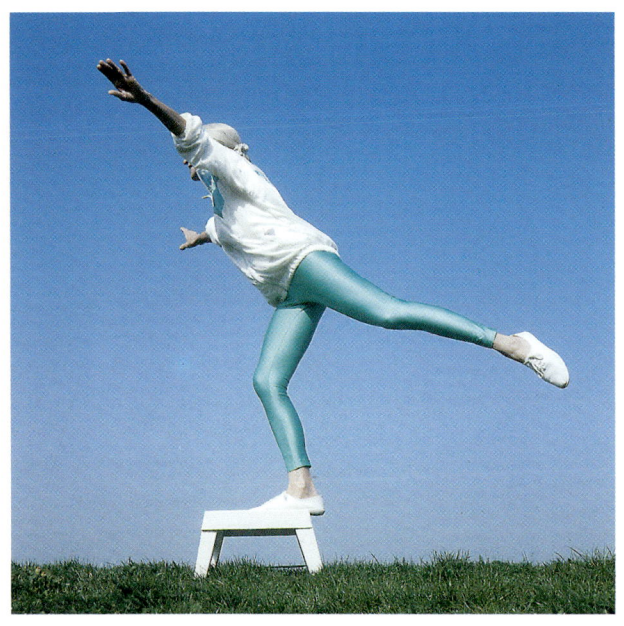

1

Rechter Fuß tritt energisch auf den Hocker, die Arme hochschwingen, das andere Bein nach hinten heben, einatmen. Wieder auf dem Boden landen, ausatmen.
Je Bein 10-mal üben.

2

Ausfallstellung. Einen Fuß aus gut einem Meter Entfernung auf den Hocker stellen, Oberkörper gerade, 4-mal mit dem Becken nach unten drücken. Bein wieder zurücknehmen, das andere kommt an die Reihe.

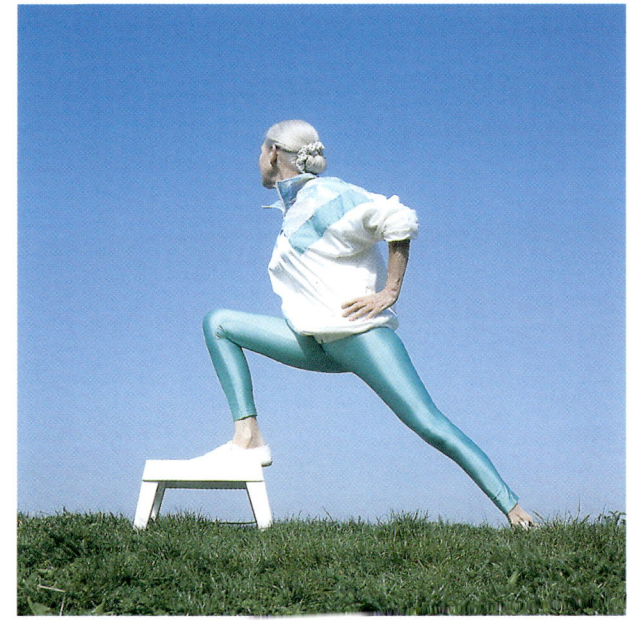

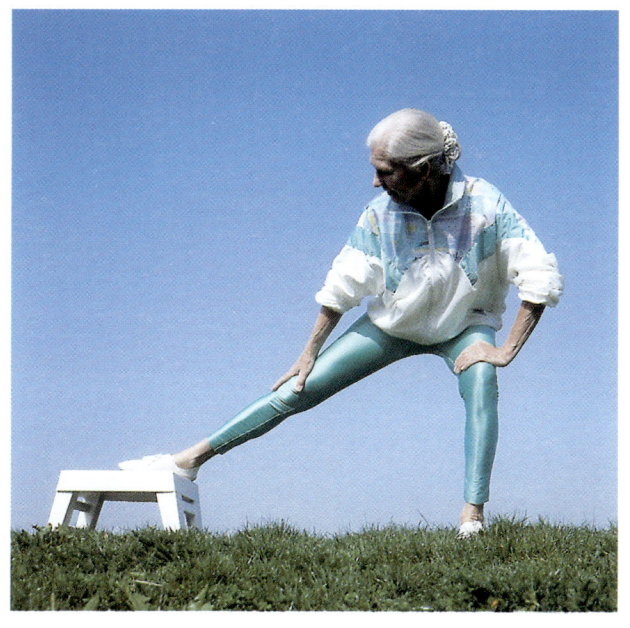

3

Anfangs auf dem Hocker stehen. Dann
mit dem linken Fuß weit seitlich zum
Boden treten, im Knie elastisch
nachgeben. Dann vom Boden
wegschnellen, Fuß auf den Hocker
stellen.
Je Bein 5-mal wiederholen.

4

Beine breit, mit der rechten Hand über
den linken Fuß hinaus den Boden
berühren, Gewichtsverlagerung nach
links, ausatmen. Oberkörper kurz
aufrichten, einatmen, dann die linke
Hand tief nach rechts senken.
10-mal nach beiden Seiten
wiederholen.

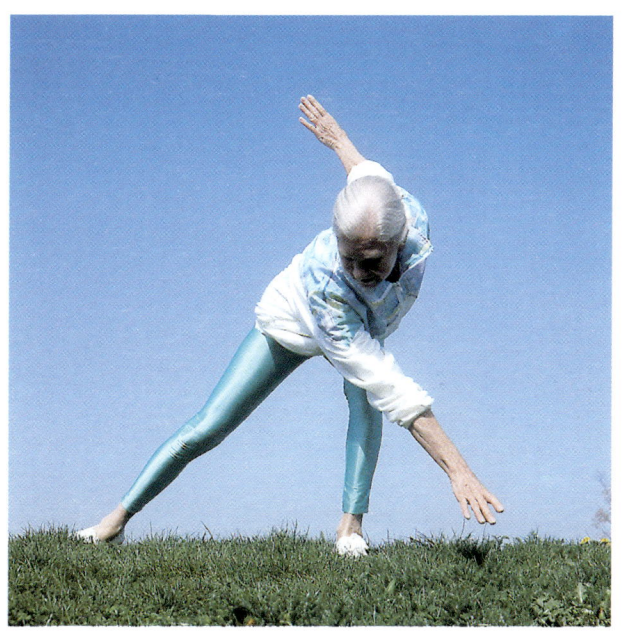

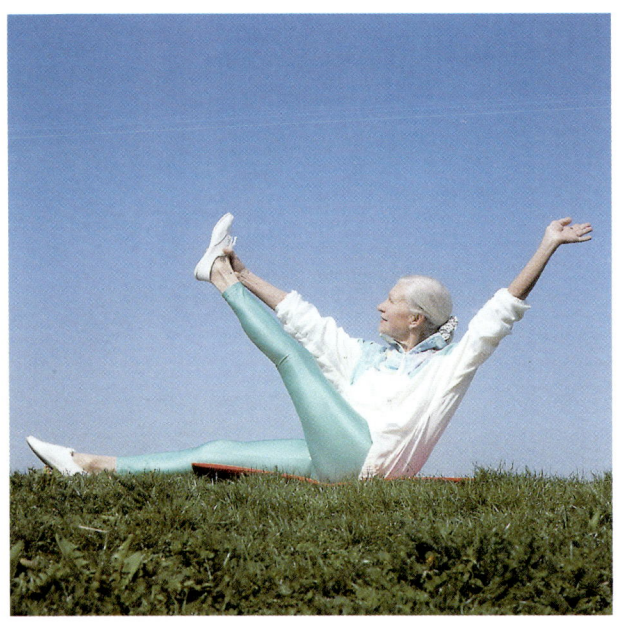

5

Auf dem Hocker oder auf dem Boden sitzen, linkes Bein anwinkeln, die rechte Hand hält den linken Fuß, das Bein hochstrecken, Knie durchstrecken wollen, verharren, ausatmen, dann wieder abwinkeln. Je Bein 10-mal mit Ausdauer wiederholen.

6

Mit einem Bein von der Seite sicher auf den Hocker treten, zugleich das andere Bein seitlich hochschwingen, Arme zum Gleichgewichthalten ausbreiten. Bei jedem Mal noch schwungvoller und höher kommen wollen. Je Bein 10-mal wiederholen.

Und wie wär's danach noch mit ein paar Runden lockerem Laufen?
Das Training im Freien bringt noch Extra-Sauerstoff!

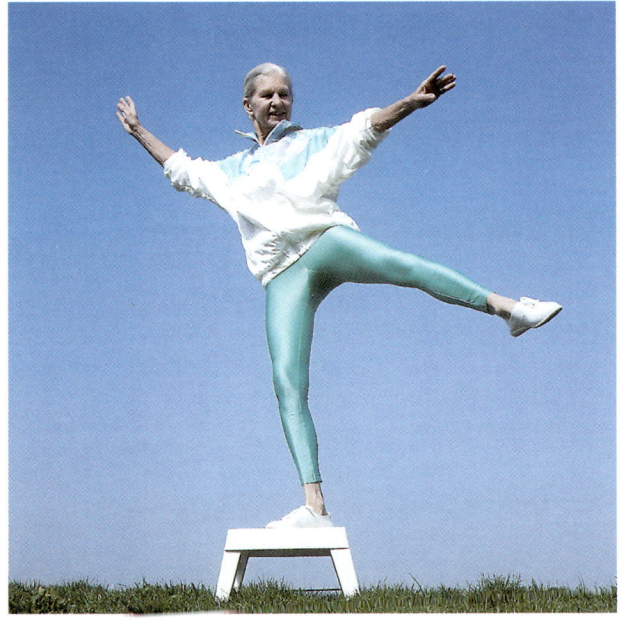

Wandern – Laufen – Walking

Hier die Vorteile, die gerade diese drei Freizeitvergnügen bieten:

1. Alle drei können überall genutzt werden, sei es im nahe liegenden Wald, während eines Wochenendausflugs, am Urlaubsort.

2. Es sind die »natürlichen« Fortbewegungsarten, denn seit eh und je eilte man jagend durch Wald und Flur.

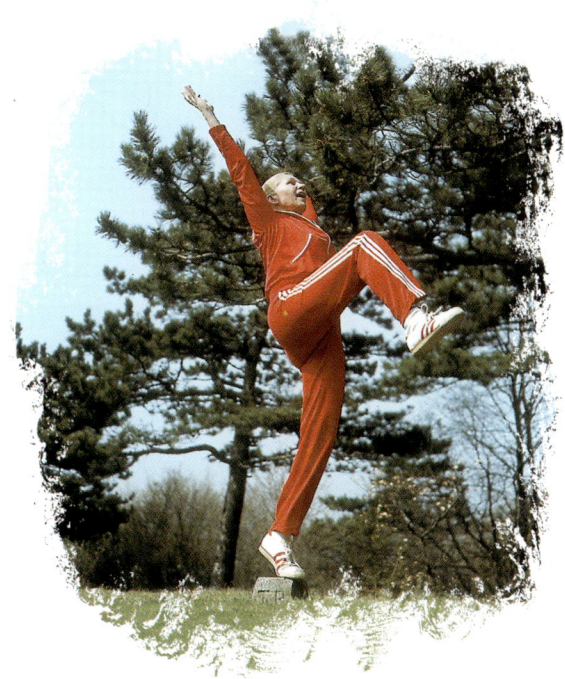

3. Man braucht dazu weder Geräte, wie Tennisschläger, eine Schwimmanlage, ein Fahrrad oder Golfschläger, noch Tiere, z. B. ein Pferd.

4. Besonders wichtig: Man kann das Tempo je nach Kondition und Wunsch steigern.

Für alle drei sind einsatzfreudige und ausdauernde Beine und eine gute Atmungstechnik Voraussetzung – doch worin liegt der Unterschied?

Worauf kommt's beim Laufen an?

Die Beingelenke, und dazu muss man auch die Hüftpartie zählen, müssen gut vorbereitet und entsprechend belastbar sein.

Beim Laufen über Stock und Stein (Waldlauf) kommt es auf ein rasches Reagieren auf Unebenheiten und auf Sprungkraft an, wenn's über ein Hindernis geht.

Trotz gelenkschonender Laufschuhe bleibt die Elastizität in Ihren Beingelenken, um kraftschonend lange unterwegs sein zu können, das Wichtigste.

Worauf kommt's beim Wandern an?

Selbstverständlich auch auf die Bereitschaft der Beine!

»Spielen sie nicht mit«, werden schon kurze Wanderungen zu einer Belastung.

Man verliert den Mut, neuerlich ein Wanderziel anzustreben und gibt auf.

Die Wege sollen mit Vernunft gewählt werden! Jeder verantwortungsbewusste Wanderer wird darauf achten, dass man weder zu steil bergauf eilt und schon gar nicht im Laufschritt – weil es so leicht geht! – bergab hetzt.

Die Kniegelenke werden sich eines Tages rächen, denn mit jedem Schritt talwärts drückt Ihr Körpergewicht um ein Vielfaches auf die Knie.
Auch die Oberschenkelmuskeln sind nicht endlos belastbar.

Daher: In Kurven die Steigungen nehmen – den Knien und auch dem Kreislauf zuliebe, sonst werden Sie vielleicht schon im nächsten Jahr nicht mehr mithalten können.

Worauf kommt's beim Walking an?

Nach Ansicht der Orthopäden hat diese »Gangart« dem Joggen bereits die Anhängerschaft gestohlen. Unter Walking versteht man ein zügiges Vorwärtsgehen mit Einsatz des ganzen Körpers und viel Armschwung.

Kein Spezialtraining der Gehtechnik ist nötig, man geht frisch darauf los – und das überall und zu jeder Jahreszeit. Je nach momentaner körperlicher Verfassung kann man sowohl Ausdauer als auch Intensität steigern.

Sollten die Beingelenke zum Laufen nicht mehr ausreichend belastbar sein, einfach auf Walking »umsteigen«. Dies ist kein Zurückstecken und kein Anlass zur Depression – im Gegenteil! Walking kann Sie ein Leben lang begleiten, hat bedeutenden Einfluss auf die Schönheit und Gesundheit der Beine.

Daher sollten Sie immer öfter jede Gelegenheit nutzen!

Worauf kommt's beim Schwimmen an?

Ob man nun schwimmt oder Gymnastik im Wasser betreibt, Ihre Beine sind dabei sehr aktiv. Außerdem werden die Rückenmuskeln mobilisiert, die Haltung korrigiert, Bauch- und Pomuskeln gestrafft und die Atmung geschult, angeregt und gestärkt.

Die Vorteile liegen auf der Hand:

1. Bei jeder Bewegung muss der Wasserwiderstand überwunden werden, die Beinmuskeln sind gefordert. Je tiefer das Wasser, umso größer der Widerstand.

2. Der Auftrieb des Wassers verringert Ihr Körpergewicht, so dass der belastende Druck auf die Kniegelenke vermindert wird. Daher wird Schwimmen sehr oft im Rahmen der Bewegungstherapie für die Kniegelenke eingesetzt. Je tiefer das Wasser, umso größer der Auftrieb!

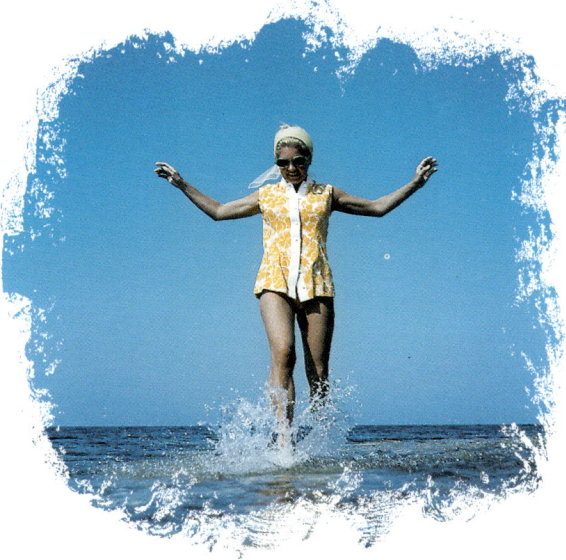

3. Sich im Wasser bewegen heißt, die leichte Massagewirkung nutzen. Kaum spürbar und doch vorhanden, wird diese Massage sehr angenehm empfunden.

4. Egal welchen Schwimmstil man bevorzugt, die Beine sind außerordentlich gefordert: beim Brustschwimmen durch das energische Schließen der gestreckten Beine, beim Kraulen durch den Beinschlag. Beides gilt natürlich auch beim Rückenschwimmen.

Unser Tipp!

Gehen Sie beim nächsten Strand-Urlaub mit viel Ausdauer durchs Wasser und steigern Sie sich bis zum Laufen – das trainiert die Beine.
Wenn Sie auf dem Sand barfuß gehen und laufen, werden die Fußmuskeln gefordert und die Beine profitieren von den Hüften abwärts bis zu den Füßen.

Rad fahren

Rad fahren wird von Jahr zu Jahr mehr zum Lieblingssport Nummer eins während der »trockenen« Zeit. Kein Fremdenverkehrsort, der nicht mit wunderschön angelegten Radwegen lockt.

Ja sogar in der Großstadt kommt man heute rascher vorwärts, wenn man statt des Autos den »Drahtesel« nimmt.

Wie bei allen anderen Sportarten steht oder fällt das Vergnügen daran mit der zweckmäßigen Ausrüstung, der Beschaffenheit des Rades, der Montage des Sattels, des Lenkrades usw. Im Fachhandel wird man mit Sicherheit am besten beraten.

Die Vorteile:

- Alle Beinmuskeln werden aktiviert.

- Es liegt an Ihrem Trainingsziel, ob eine leichte Ausdauerleistung erbracht werden soll, wobei Herz und Kreislauf schonend angeregt werden, oder ob man daraus ein Leistungstraining machen möchte, so dass der ganze Körper intensiv zum Einsatz kommt.

- Radfahren ist besonders dann zu empfehlen, wenn man gelenkschonend Bewegung machen will. Durch die Sitzposition wird der Druck speziell auf die Kniegelenke beachtlich vermindert, man kann Radfahren geradezu als Bewegungstherapie nutzen. Wenn man tolle Temposteigerungen meidet und eher ebenes Gelände bevorzugt, kann man ohne große Anstrengung der Kniegelenke längere Strecken zurücklegen. Auch dann geht es so richtig in die Beine.

Ergänzend sollte man noch vor dem Start oder zwischendurch während einer kurzen Rast etwas für die Beine tun.

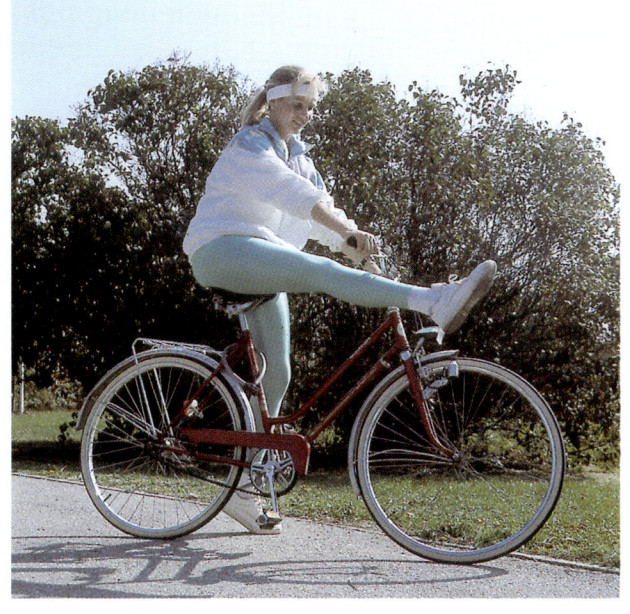

1

Wadendehnung

Ein Fuß bleibt auf dem Boden, das andere Bein möglichst waagrecht vorstrecken und bewusst die Ferse nach vor drücken.
So 3 Sekunden verharren, dann ebenso mit dem anderen Bein üben.

2

Hüftstreckung

Die Hände auf das Rad stützen und nun abwechselnd die Beine hinten hochstrecken. Es geht nicht um die Höhe, sondern um die Bein- und Hüftstreckung.
Je Bein 10-mal wiederholen.

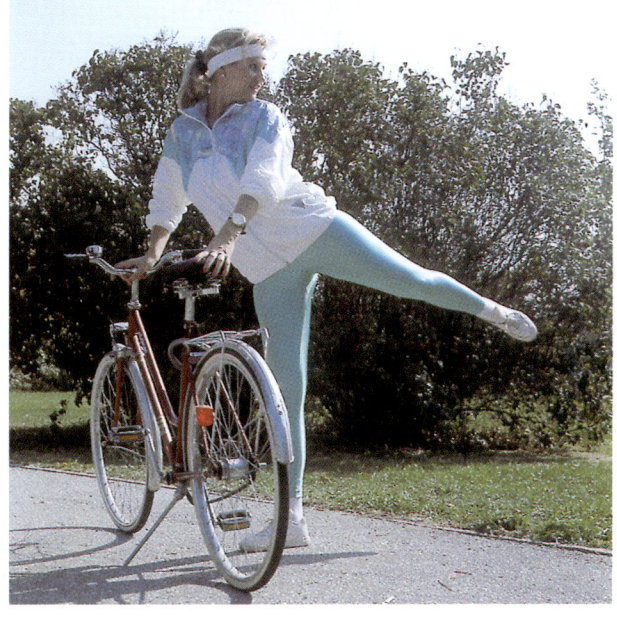

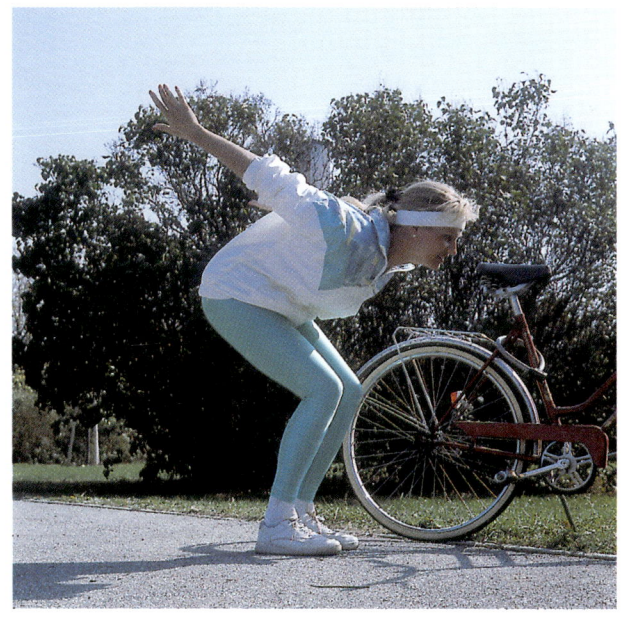

3

Rücken entspannen

Füße zusammen – das Rad wird inzwischen angelehnt –, beide Arme anfangs hochstrecken, intensiv einatmen. Dann die Arme mit Vorsenken des Oberkörpers an den Beinen vorbei nach hinten schwingen, in den Knien nachgeben, ausatmen.
10-mal wiederholen.

4

Oberschenkel-Dehnung

Einen Unterschenkel hinten hochkippen, am Fußgelenk fassen und nun die Ferse an die Sitzfläche drücken, 3 Sekunden verharren, dann wieder loslassen.
Je Bein 5-mal wiederholen.

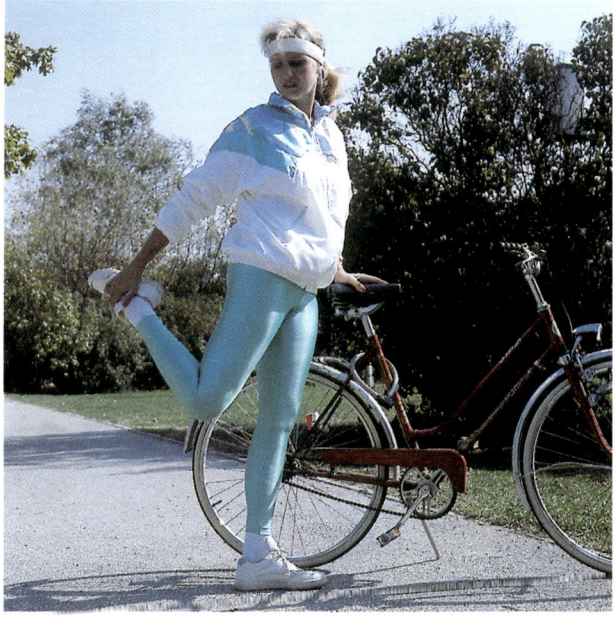

74

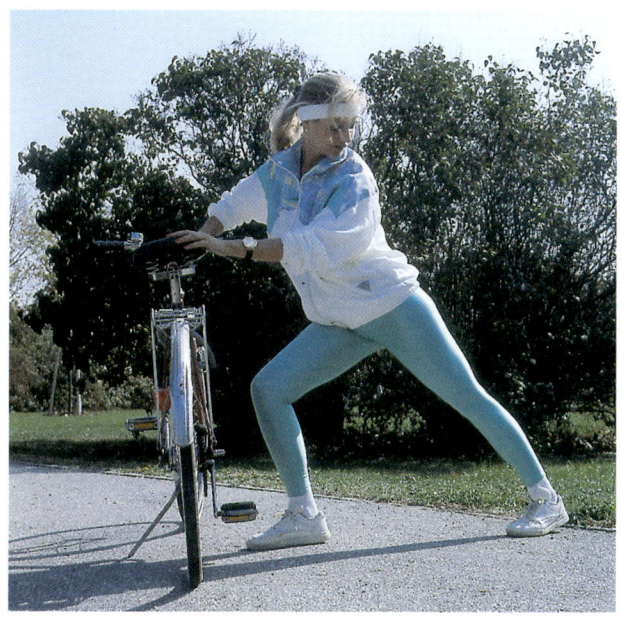

5

Achillessehne dehnen

Ein Bein weit nach hinten auf den Zehen abstellen, das Standbein ist leicht abgewinkelt. Nun hinten bei gestrecktem Bein die Ferse zum Boden drücken, verharren, dann wieder heben.
3-mal je Bein wiederholen.

6

Schulterlockerung

Große Schrittstellung, z. B. linkes Bein vorstellen, belasten, mit dem rechten Arm neben dem Körper 10 schwungvolle Kreise ziehen, dabei elastisch in den Knien nachgeben.
Ebenso nach Beinwechsel mit dem anderen Arm kreisen.

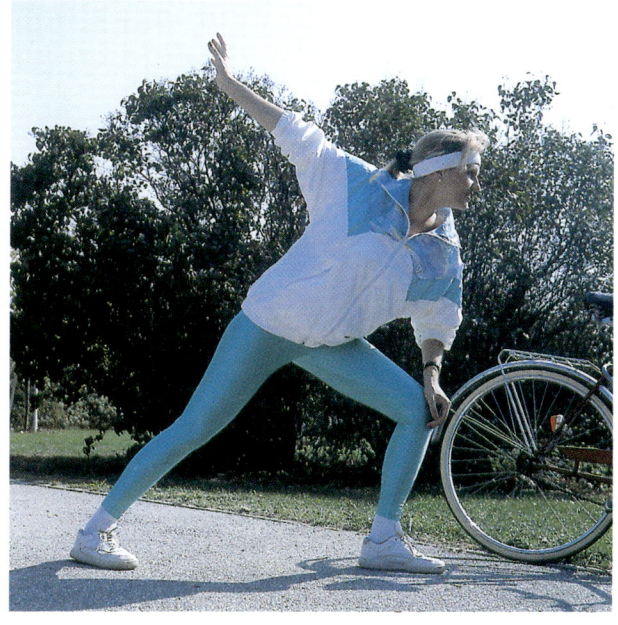

Worauf kommt's beim Schilanglaufen an?

Vor etlichen Jahren wurde dieser herrliche Sport – endlich – wieder entdeckt. Man kann eine Parallele zum Radfahren ziehen, auch hier steht der Gesundheitswert an erster Stelle.

Beim Langlaufen ist der körperliche Einsatz ebenso dosierbar, es liegt an der Wahl der Loipe (= die gespurte, nur dem Langläufer vorbehaltene Bahn durch den Schnee) und Ihrem Einsatz. Möchte man nur durch den Schnee und in der Stille wandern oder mit sportlichem Elan vorwärtsstürmen?

Besonders beim Wintersport ist auf eine gute Wahl der Sportgeräte zu achten. Zu kurze Schi, zu lange Stücke, ein schlecht passender Schuh oder wenig Bewegungsfreiheit durch beengende Kleidung mindern das Sportvergnügen und die Ausdauer.

Es ist daher wichtig gut beraten zu sein und für den Anfang, zum Kennenlernen der Grundschritte, einen Kurs zu besuchen.

Bedenken Sie, dass Schilanglaufen, auch das Wandern mit Schiern vor allem Ihren Beineinsatz braucht!

Ohne ausreichend Kraft und Ausdauer in den Beinmuskeln und -gelenken ist ein Vorwärtskommen äußerst mühsam. Fehlt es am rhythmischen Bewegungsablauf, an der Koordination von Armeinsatz (Schistücke) und Beinkraft (Gleiten der Schi), ist es hoffnungslos.

Von allen Sportarten ist besonders Schilanglaufen formend für die Beine. Elastizität, Ausdauer und dosierbare Forderung an die Beingelenke machen diesen Sport ideal für die figur- und beinbewusste Frau.

Hier ein paar Tipss, damit Sie von Anfang an richtig starten! Das ist kein Schikurs, sondern eine Empfehlung, wie man sich vor dem Losfahren vorbereiten kann.

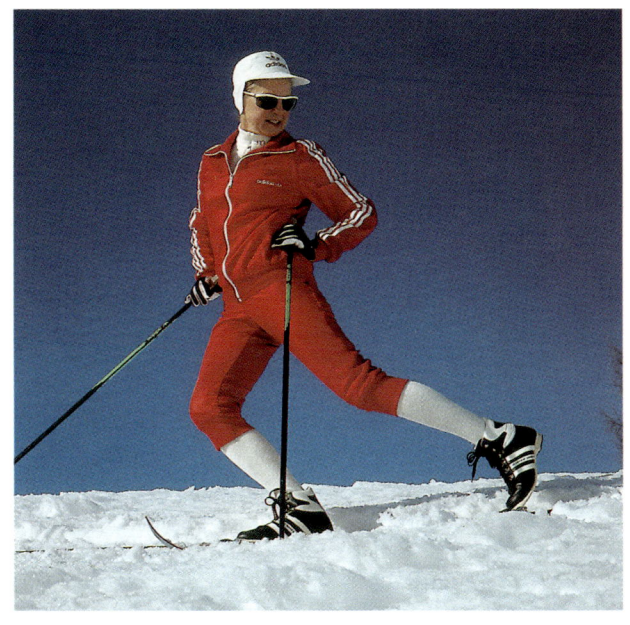

1

So »bewegungsfrei« steht man in der Bindung, man hat also viel Beineinsatz zu leisten, denn von den Hüftgelenken abwärts bis zu den Füßen ist alles gefordert. Mit steifen Fußgelenken gelingt kein Rückwärts-Abdrücken der Schier, mit unbeweglichen Knien wird ein Dahingleiten unmöglich.

2

Ohne Stockeinstz, daher ohne »Nachhilfe« über die Arme vorwärts gleiten. Je länger die Gleitphase, umso sicherer muss man auf einem Bein sein. Jetzt zeigt es sich, wie einsatzfreudig die Beine sind und wie nützlich dieser Sport für schöne Beine ist.

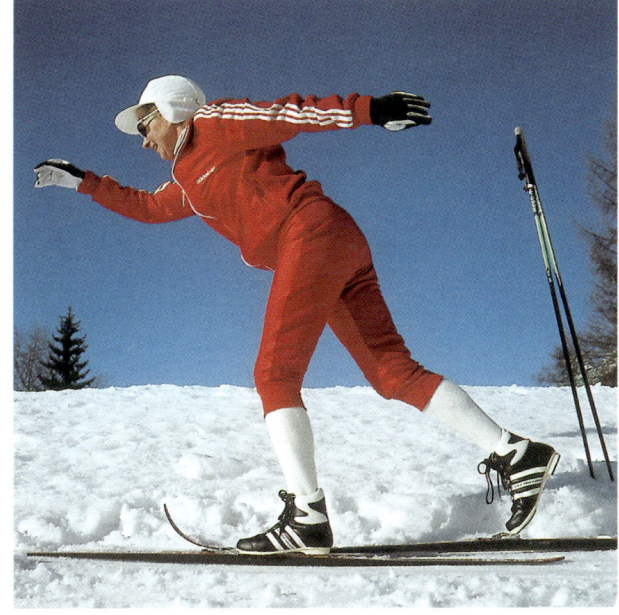

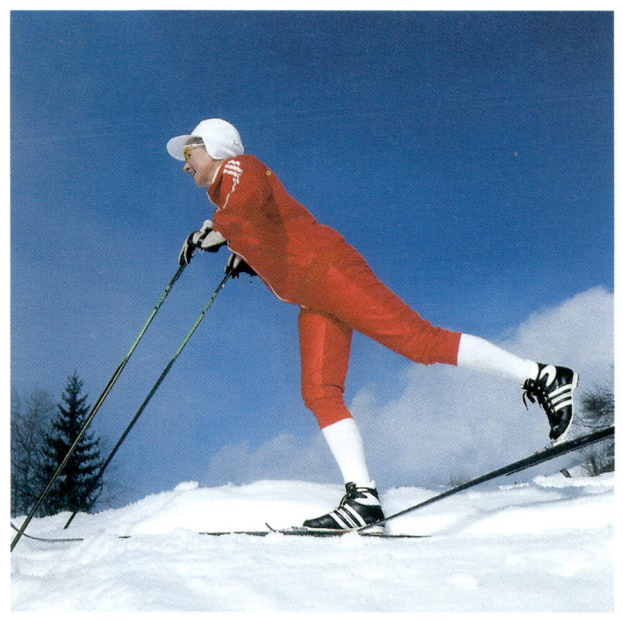

3

Die Stöcke vorn einrammen und nun ein Bein, also einen Schi schwungvoll nach hinten abdrücken und die Hüftpartie dabei durchstrecken. Kein steifes Standbein, das würde die Bewegungsfreiheit stören und der Lauftechnik entgegenwirken. Jedes Bein trainieren!

4

Schi parallel stellen, Stöcke unter die Arme klemmen und nun bei vorgeneigtem Oberkörper locker in den Knien wippen, also elastisch auf und ab schwingen, ohne die Knie dabei durchzustrecken.
Nach 20-mal wippen aufrichten, dann nochmals die Beine trainieren. Abfahren fällt dann viel leichter!

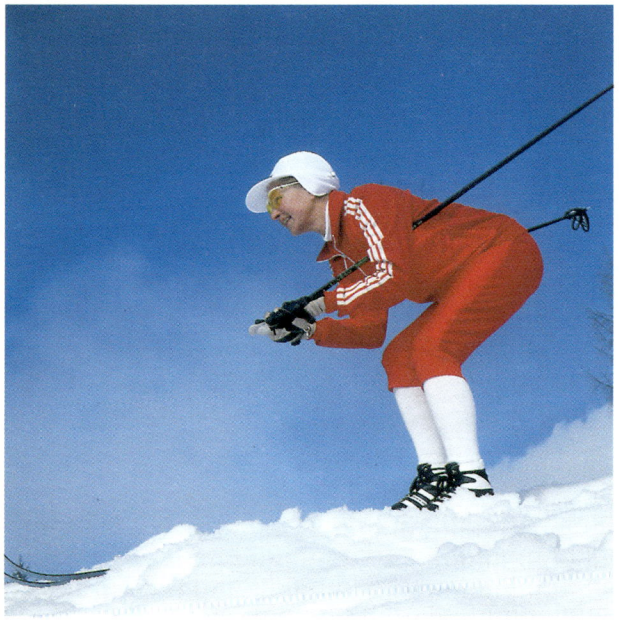

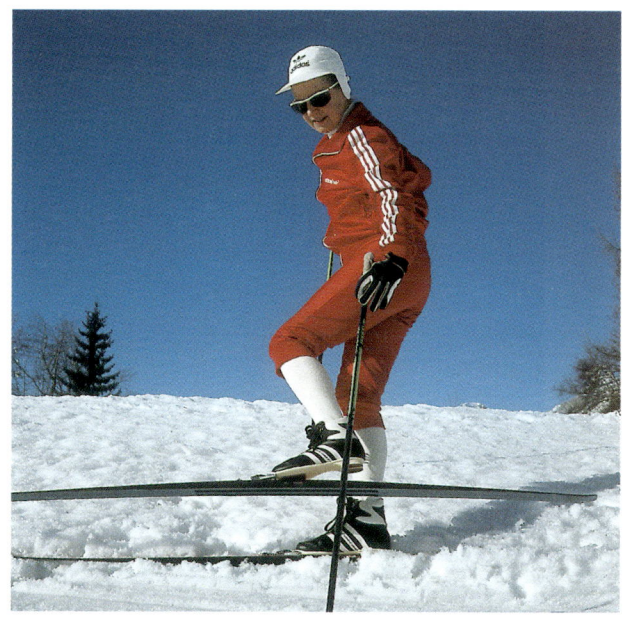

5

Wenn es steil bergauf geht,
dann einfach seitlich hochtreten, eine
besonders gute Übung zur Festigung
Ihrer Beinmuskeln.
Mit dem Bergschi kräftig aufwärts treten,
Stöcke einstemmen, dann mit dem
Talschi nachtreten.
Die Kniegelenke arbeiten tüchtig mit.

6

So gleitet man zügig und beingelenkig
vorwärts! Ein herrliches Gefühl, wenn
Beine und Arme funktionieren, wenn
man sich auf die Bereitschaft zum
Mitmachen verlassen kann.
Und nochmals: Schilanglaufen ist der
ideale Wintersport für die Frau!

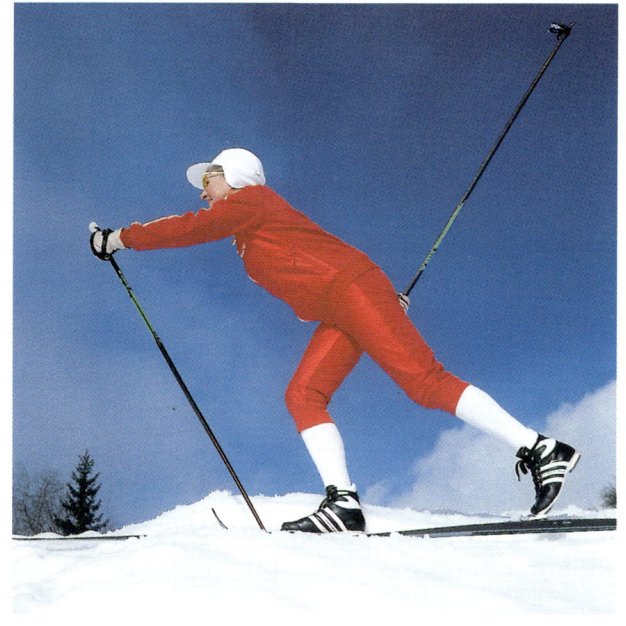

Worauf kommt's beim Tennis an?

Um jedem Irrtum vorzubeugen: Es liegt mir fern, diesen Sport zu verteufeln, doch liegt mir sehr viel daran aufklärend zu wirken, damit häufig auftretende Sportverletzungen gerade beim Tennis vermieden werden.

Das Schöne an diesem »Sport in Weiß«, wobei nicht einmal mehr die Bälle nach Vorschrift weiß sein müssen, ist die Verbindung von Geselligkeit und Spielfreude. Mangelt es an Kondition und in diesem Falle besonders am Einsatz der Beine und am Reaktionsvermögen, schlägt man zu oft daneben und es fehlt an Erfolgserlebnissen. Letztlich verliert man die Freude daran.

Wie schon betont, sind die Kniegelenke einer ganz besonderen Belastung ausgesetzt. Sie werden plötzlich heftig gefordert, wenn man auf dem Sandboden vor- oder seitwärts rutscht, und sogar noch intensiver, wenn Sie auf einem nicht so gleitfreudigen Bodenbelag spielen.

Wichtig ist auch das Erkennen und folglich Vermeiden von grundlegenden technischen Fehlern. Die falsche Stellung zum Ball und die mangelhafte Koordination von Schritt und Schlag treiben Ball um Ball ins Netz und den Spieler zur Verzweiflung. Grundsätzlich sollte man sich vor Spielbeginn »warm turnen« und den Körper auf die kommenden Reaktionen vorbereiten.

Spätestens auf dem Tennisplatz ist noch Zeit und Gelegenheit dazu.

Rücken-, Schulter- und Ellbogenschäden sind ebenso vermeidbar, doch wollen wir hier gezielt Tipps zur Verhinderung von Beinverletzungen geben.

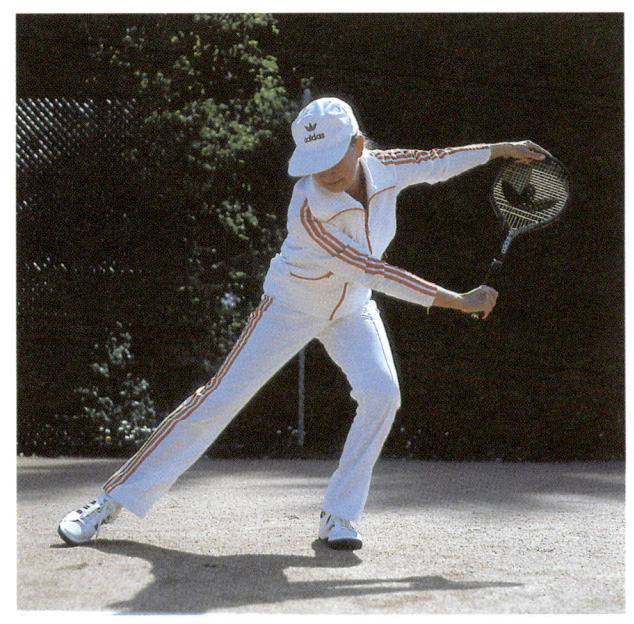

1

Beine breit stellen, Schläger vor den Beinen waagrecht halten. Und nun in schwungvollem Wechsel das Gewicht von einem auf das andere Bein verlagern, den Schläger in die Bewegungsrichtung schwingen, die Beine »auflockern«.
20-mal hin und her bewegen.

2

Einen Fuß auf den Ständer stemmen, das Becken vordrücken, 3 Sekunden verharren, also das Bein dehnen. Dann das Körpergewicht wieder auf das Standbein zurücknehmen.
Je Bein 4-mal wiederholen.

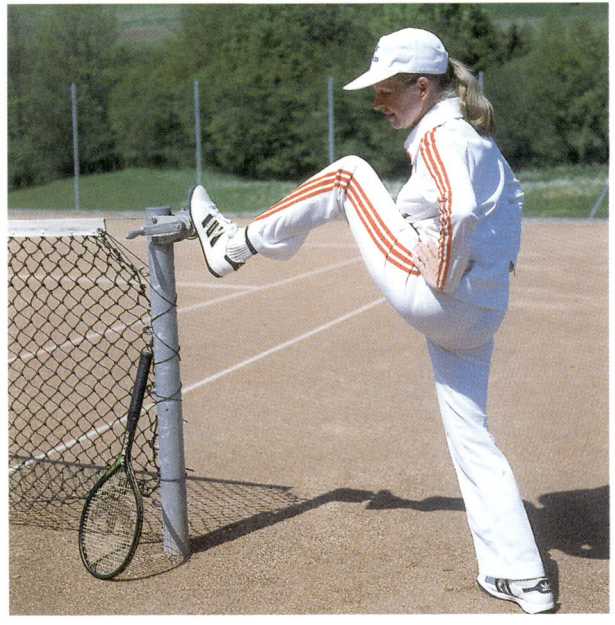

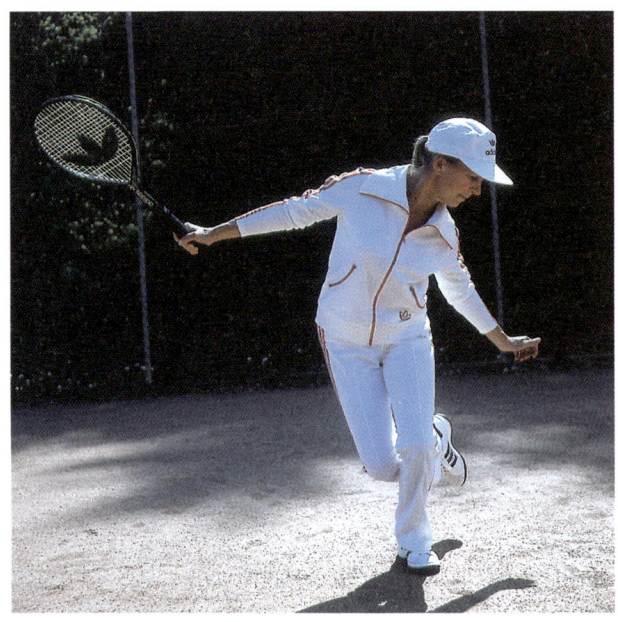

3

Zweimal auf dem linken, dann umspringend zweimal auf dem rechten Bein federnd hüpfen, die Schnellkraft in den Beinmuskeln anregen. Mit kurzen Sprüngen beginnen, dann immer weiter seitlich ausholen, das seitliche Wegstarten trainieren.
20-mal üben.

4

Einen Meter Abstand vom Ständer, den Schläger beiseite legen, denn nun wird das rechte Bein 10-mal in hohem Bogen übers Hindernis geschwungen, die Arme einfach »fliegen« lassen. Immer beim Beinheben ausatmen!
Ebenso mit dem anderen Bein üben.

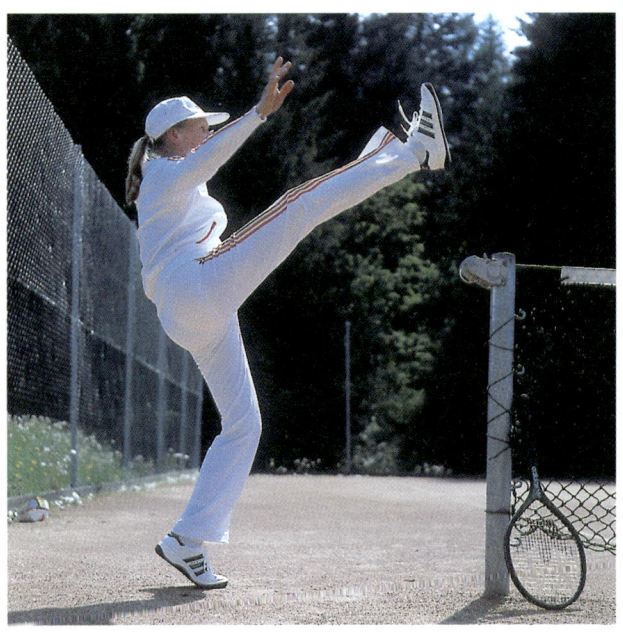

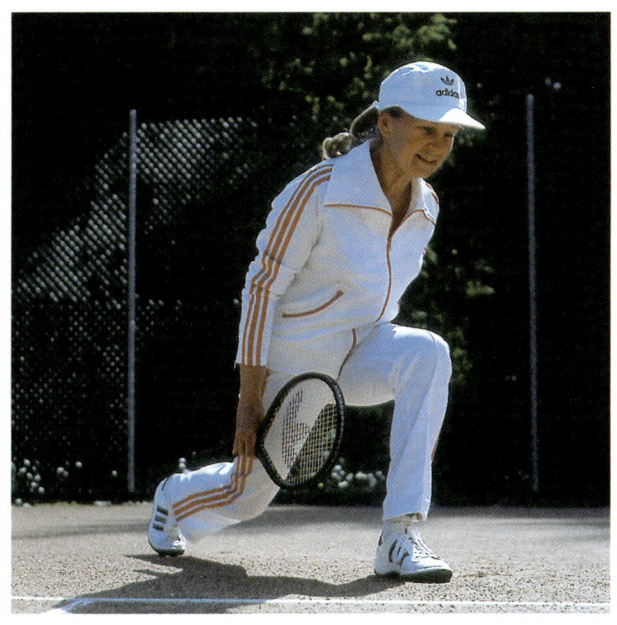

5

Zuerst Füße zusammen, den Schläger mit einer Hand halten oder beiseite legen. Einen großen Ausfallschritt vorwärts machen, dabei möglichst tief senken, verharren, ausatmen. Dann energisch zurückschnellen, Beine zusammen, einatmen.
Je Bein 8- bis 10-mal wiederholen.

6

Beide Hände auf den Ständer stützen. Jetzt entweder auf der Stelle laufen, die Fersen hinten hochschlagen oder aber wie hier gezeigt mit beiden Beinen zugleich hochschnellen, Arme stützen, dann elastisch »knieweich« wieder auf dem Boden landen.
Mehrmals wiederholen.

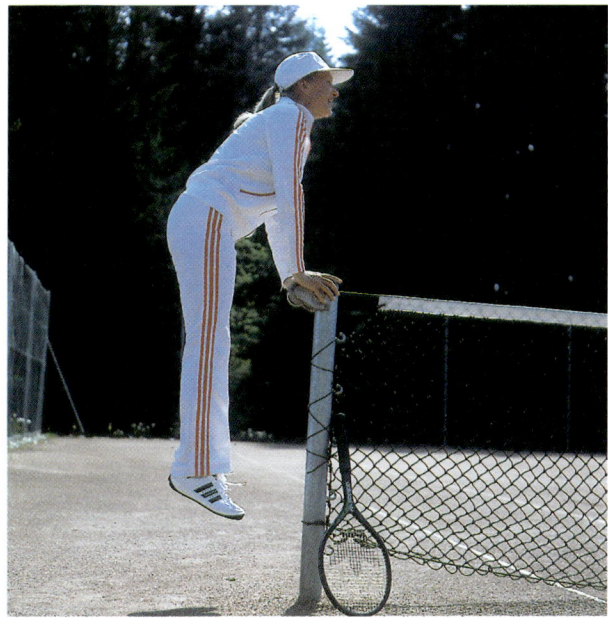

Fit auf Reisen ...

... unterwegs im Auto

Sicherheit hat Vorrang! Deshalb hin und wieder, jedenfalls rechtzeitig, abseits von Straßenlärm und -staub eine Rast einlegen, aussteigen, Sauerstoff tanken und die »eingeschlafenen« Beine aufwecken.

Eines steht fest: Man ist nur dann sicher und auch mit Vergnügen unterwegs, wenn Konzentration und Reaktionsvermögen vorhanden sind und man sich körperlich wohl fühlt.

Das fängt bereits beim Sitzen an! Sitzen Sie tatsächlich richtig, nicht zu knapp am Lenkrad, nicht zu weit entfernt oder zu tief? Mit einem korrigierenden Griff lässt sich jeder Autositz in die gewählte Position schieben. Es geht schließlich um Ihre Fahrsicherheit – und auch um Ihre Beine!

Bei zu knappem Sitz müssen sie lange Zeit stark angewinkelt sein, die Durchblutung ist behindert.
Sitzt man zu weit weg, muss bei jeder Aktion, besonders beim Bremsen, das Bein extrem gestreckt werden. So wird Ihre Reaktion verzögert. Sitzt man zu tief unten, mangelt es am »Überblick«, die Beine verkrampfen aus Unsicherheit.

Kurz: Es kommt auf diese scheinbaren Kleinigkeiten an!

Die drei Gefahrenpunkte sind Sauerstoffmangel, Nervosität und Bewegungsmangel!

Daher – wie eingangs erwähnt – eine Rast nutzen und den Körper in Schwung bringen. Kreislauf, Rücken, Nacken und besonders die Beine sind dafür dankbar. Die Übungen sind weder schweißtreibend noch anstrengend und doch ist die Wirkung enorm. Es kommt nur auf einen Versuch an!

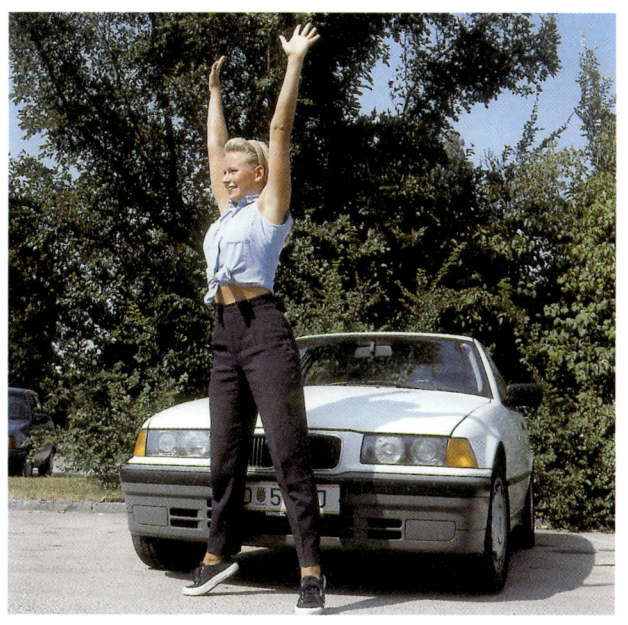

1

Sich gleich nach dem Aussteigen erst
einmal tüchtig strecken, bis zum
»Zehenstand« hochkommen und intensiv
einatmen. Dann die Arme fallen lassen,
den Oberkörper vorneigen, die Knie
geben elastisch nach, ausatmen.
10-mal und noch öfter wiederholen.

2

Aus ungefähr einem Meter Entfernung
beide Hände im Vorneigen aufstützen
und zugleich ein Bein hinten
hochschwingen, die Hüftpartie strecken,
ausatmen. Dann wieder aufrichten,
einatmen.
Jedes Bein wiederholt rückwärts
schwingen.

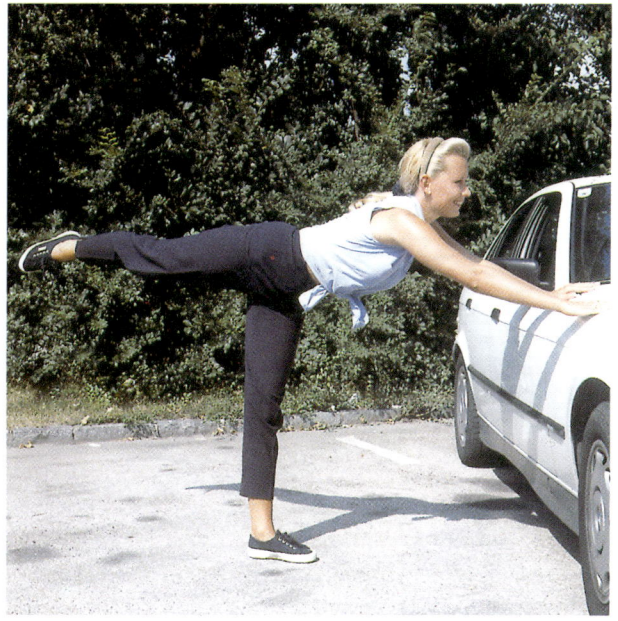

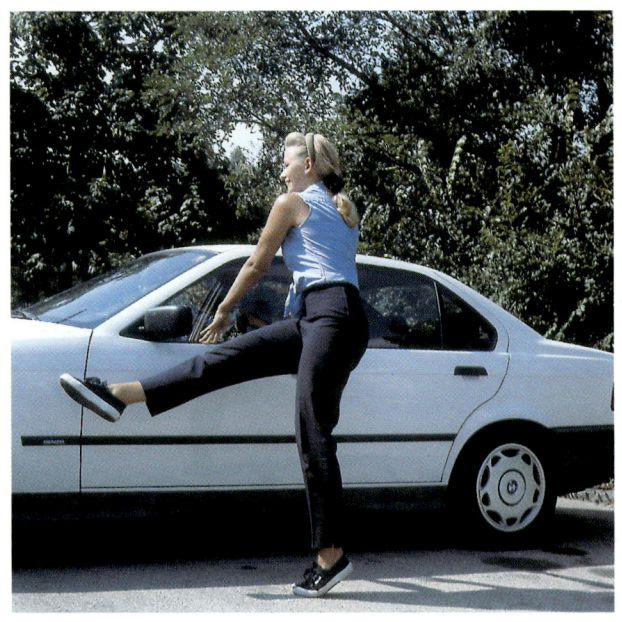

3

Beide Hände aufstützen und nun das rechte Bein mit einer Beckendrehung vor dem linken vorbeischwingen, dabei sogar die Ferse heben, ausatmen. Dann ebenso das linke nach rechts schwingen, abwechselnd ein paar Mal hin und her schleudern.

4

Sicher auf einem Bein stehen, die Hände seitlich einstützen. Nun das andere Bein schwungvoll heben, den Unterschenkel vorschleudern.
10-mal, dann ebenso das andere Bein »aufwecken« oder einfach eine Zeitlang mit Knieheben auf der Stelle gehen.

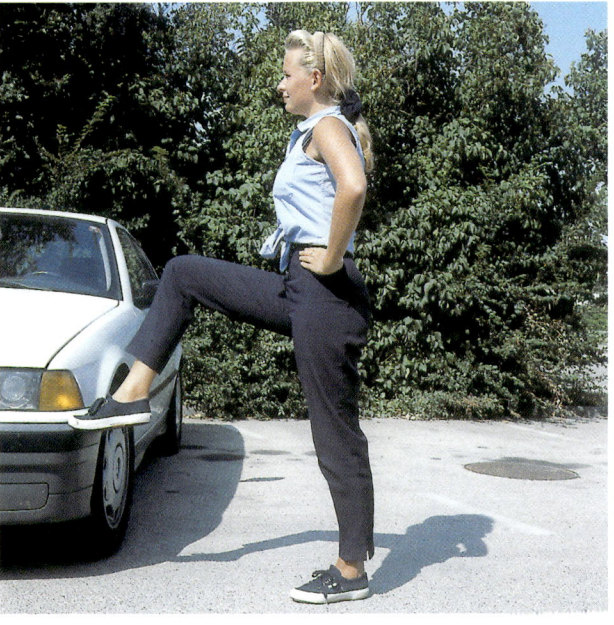

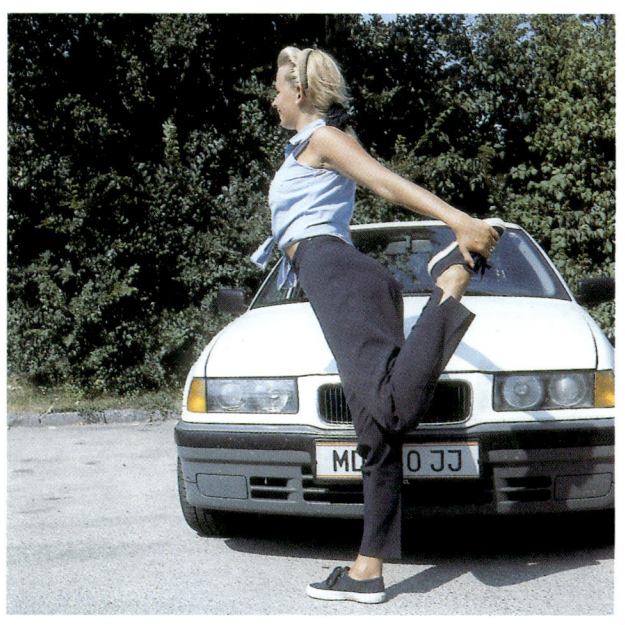

5

Rechte Hand aufstützen, den linken Unterschenkel hinten hochkippen, Fuß fassen und die Ferse zum Po drücken wollen. So 3 Sekunden verharren, die Oberschenkel mobilisieren, dann wieder loslassen. Ebenso die andere Ferse hinten hochdrücken.

6

Beine breitstellen und nun mit viel Schwung beide Arme weit nach rechts, dann nach links schleudern, dabei das Körpergewicht von einem auf das andere Bein verlagern. Mit viel Bewegungsfreude die Beine und den ganzen Körper in Schwung bringen.

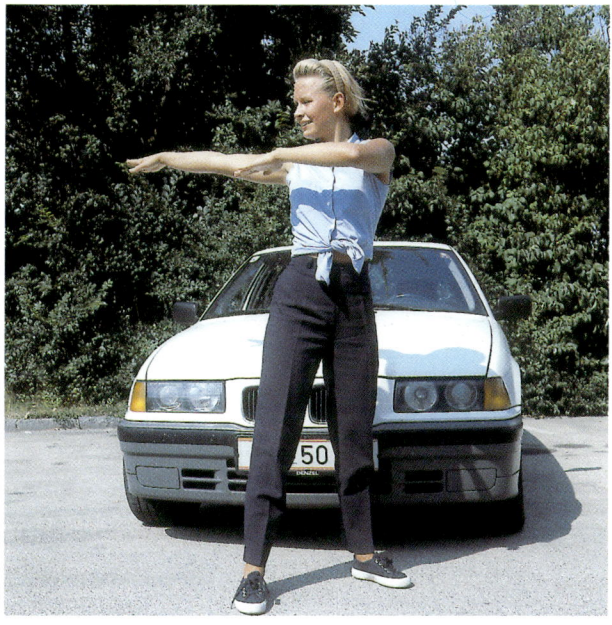

... bei langen Flügen

Es ist wunderbar, in nur wenigen Stunden bis zu einem anderen Erdteil zu reisen, sich unterwegs verwöhnen zu lassen und nur ans ersehnte Ziel zu denken.

Doch schon nach zwei oder drei Stunden Sitzen kann von Wohlbefinden keine Rede mehr sein, man »wetzt« auf dem noch so bequemen Sitz hin und her und die Beine verlangen nach Bewegung.

Recht haben sie! Unser Körper ist einfach nicht für andauernde Bewegungslosigkeit geschaffen, über kurz oder lang fordert er instinktiv nach Aktivität.
Zumeist ist man noch immer der Überzeugung, dass Sitzendürfen eine »Wohltat« sei. Ja, wenn man körperlich erschöpft und sehr müde ist.

Doch bringt Sitzen auch negative Begleiterscheinungen, wie einseitige Belastung der Wirbelsäule und damit Druck auf die Bandscheiben, Steifwerden im Nacken- und Schulterbereich, Stoffwechselprobleme.

Und wie ergeht es den Beinen? Durch den auch geringen Druck von unten an die Oberschenkel wird die Zirkulation beeinträchtigt, die Beine »schlafen ein«. Man möchte sie irgendwie bewegen und hat doch weder Platz noch ausreichend Gelegenheit dazu.

Gewiss, zu anregender Gymnastik ist hier weder Zeit noch Ort, doch genügen bereits »Kleinigkeiten« aus dem Beintraining, um Abhilfe zu schaffen. Langes Sitzenmüssen kann bis zu Wadenkrämpfen führen. Wer zu Krampfadern neigt, sollte immer wieder Bewegung in die Beine bringen, um einen Venenstau zu vermeiden.

Auf alle Fälle ist es möglich, ab und zu aufzustehen, sich ein bisschen die »Füße zu vertreten«, die Beine im Stehen leicht zu schütteln, als ob Sie den Schuh vom Fuß schleudern wollten, kurz die Zirkulation anzuregen.

Und wie kann man sich sogar während des Sitzens behelfen?

1

Die Fersen abwechselnd heben und senken, also sowohl die Beweglichkeit der Gelenke und Muskeln mobilisieren als auch die »eingeschlafenen« Beine aufwecken.

2

Ein Knie anwinkeln und mit beiden Händen zum Körper drücken, um auch den Rücken in Bewegung zu bringen, sogar den Stuhlgang anzuregen. Auch das andere Knie hochbringen.

3

Die Hände auf die Oberschenkel legen und nun gegen den Widerstand der nach unten drückenden Hände die Fersen heben wollen. Aktiviert Bein- und Bauchmuskeln.

4

Beine etwas breitstellen, die Arme kreuzen und die Handflächen an die Innenseiten der Knie legen. Und nun gegen den Widerstand der Hände die Oberschenkel zusammenbringen wollen.

5

Nicht auf die Körperhaltung vergessen: Die Füße bleiben senkrecht zum Boden stehen, Hände an den Hinterkopf legen und den Rücken extrem aufrichten, Ellbogen nach außen drücken.

6

Hin und wieder muss man auch bei langen Flügen aufstehen, dann einfach auf die Sitzlehne stützen und auf der Stelle gehen oder die Beine schütteln und damit die Zirkulation in den Venen anregen.

Außerdem finden Sie noch etliche Übungen in anderen Kapiteln, die man unauffällig auch im Flugzeug durchführen kann.

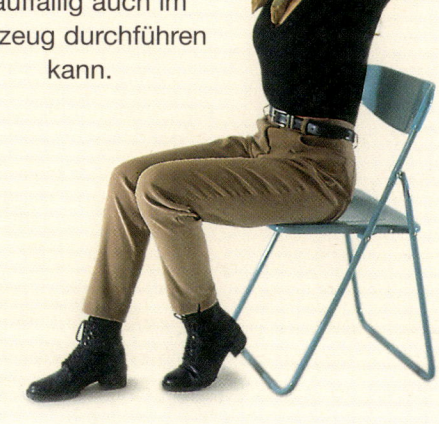

Zusammenfassung

Beim Durchlättern dieses Buches entdeckten Sie Übungen, die Ihnen längst bekannt waren, doch wussten Sie auch, dass gerade diese so besonders vorteilhaft auf Ihre Beine wirken?

Nun ist der Weg vom guten Vorsatz zur konsequenten Durchführung, wie schon erwähnt wurde, ein besonders langer und scheinbar unüberwindlicher.

Doch liegt es allein an Ihrem Entschluss, endlich mehr für die Schönheit und damit für die Gesundheit der Beine zu tun. Was nützen all die verlockenden Angebote in Richtung Reisen, Museumsbesuche, Tanzveranstaltungen und Einladungen zum Freizeitvergnügen, wenn die Beine streiken?

Ein Vielfalt von Anregungen wird hier gegeben. Wer hat nicht Problemzonen, die besonders zu schaffen machen? Wie kann man trotz beruflicher Belastung, die in die Beine geht, den Alltag bewältigen und diese Belastung sogar mindern?

Wussten Sie, dass man zur Selbsthilfe greifen kann, um die Durchblutung in den Beinen anzuregen – ergänzend zur sinnvollen Gymnastik?

Und endlich machten Sie die Erfahrung, dass es viele Sportarten gibt, die besonders den Beinen zugute kommen, und dass zur Vermeidung von Sportverletzungen gut geschulte, weil reaktionsbereite Beine zählen?

Und nicht zuletzt: Wer gut und sicher auf den Füßen unterwegs ist, wird eine lebensfrohe Ausstrahlung besitzen und einfach mehr Erfolg haben. Viele Gründe, am Wohlergehen und an der Schönheit der Beine zu arbeiten.

Ich bin überzeugt, Sie geben mir recht.

Prof. Hannelore Pilss-Samek

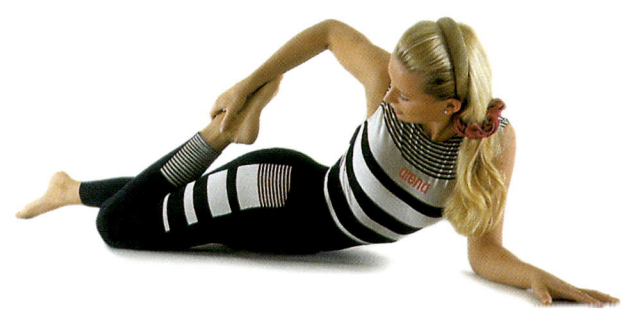